Elke Mattern · Angela Schweer

Schwangerschaft, Geburt & Stillzeit

Elke Mattern · Angela Schweer

Schwangerschaft, Geburt & Stillzeit

Die besten Tipps der Hebammen

Mit DVD: Geburtsvorbereitung,
Kreißsaal-Besichtigung und Baby-Grundkurs

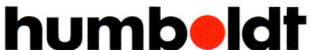

Bibliografische Information der Deutschen Nationalbibliothek

Die Deutsche Nationalbibliothek verzeichnet diese Publikation in der Deutschen National-bibliografie; detaillierte bibliografische Daten sind im Internet über http://dnb.ddb.de abrufbar.

ISBN 978-3-86910-620-5 (Print)
ISBN 978-3-86910-746-2 (PDF)
ISBN 978-3-86910-744-8 (EPUB)

Die Autorinnen: Elke Mattern ist Hebamme, Bachelor of Science in Midwifery und Mitbegründerin von www.hebammenwiki.de. Angela Schweer arbeitet als Hebamme im Kreißsaal und freiberuflich in der Wochenbettbetreuung. Beide erweitern ihr Wissen durch regelmäßige Fortbildungen und Zusatzausbildungen, zum Beispiel zur Familienhebamme oder Stillbeauftragten für die Klinik.

Originalausgabe

© 2011 humboldt
Eine Marke der Schlüterschen Verlagsgesellschaft mbH & Co. KG,
Hans-Böckler-Allee 7, 30173 Hannover
www.schluetersche.de
www.humboldt.de

Lektorat:	Nathalie Röseler, Dateiwerk GmbH, Pliening
Covergestaltung:	DSP Zeitgeist GmbH, Ettlingen
Illustrationen:	Michael Fröhlich, Hannover
Fotos im Innenteil:	Alexander Spiering, hybrid.foto, Hannover
Videoproduktion:	Alexander Spiering, hybrid.film, Hannover
Innengestaltung:	akuSatz Andrea Kunkel, Stuttgart
Titelfoto:	Shutterstock/Phase4Photography/Dmitriy Shironosov, Ankin, Andriy Maygutyak; fotolia/Lev Dolgatsjov
Satz:	PER Medien+Marketing GmbH, Braunschweig
Druck:	Grafisches Centrum Cuno GmbH & Co. KG, Calbe

Hergestellt in Deutschland.
Gedruckt auf Papier aus nachhaltiger Forstwirtschaft.

Inhalt

Hilfe bei Schwangerschaftsbeschwerden

Rechtliche Fragen

Vorwort

Sie bekommen ein Baby – herzlichen Glückwunsch! Glauben Sie es uns: Ihr Leben wird sich von nun an ändern: Sie werden ganz neue Erfahrungen machen. Sie werden erleben, wie es ist, wenn Ihnen jemand absolutes Vertrauen schenkt. Sie werden Ihren Partner und sich selbst von einer völlig neuen Seite kennenlernen – als Eltern.

Einen Frauenarzt, bei dem Sie sich gut aufgehoben fühlen, haben Sie vielleicht schon gefunden. Doch nicht nur er oder sie steht Ihnen während der Schwangerschaft und in der Zeit danach mit Rat und Tat zur Seite. Sie können außerdem auf die Erfahrung einer Hebamme vertrauen.

Sie fragen sich vielleicht, warum Sie außer einem Frauenarzt auch noch eine Hebamme brauchen? Und was genau macht eigentlich eine Hebamme? Nun, Hebammen verstehen sich als Fachfrauen für die Zeit der Familienplanung, der Schwangerschaft, der Geburt, des sogenannten Wochenbetts und der Stillphase bis hin zur Ernährungsumstellung. Sie beantworten all Ihre Fragen, geben Ihnen Ratschläge und viele Tipps für das Leben mit Ihrem Baby.

Jedes Kind ist individuell und so verläuft auch jede Geburt anders. Wir arbeiten seit vielen Jahren als Hebammen. In diesem Buch geben wir unsere Erfahrungen und Erlebnisse an Sie weiter und beantworten Ihnen zugleich all die Fragen, die Sie nun in der Schwangerschaft beschäftigen. Wir haben so viel Interessantes wie möglich für Sie zusammengetragen. Für ganz spezielle Fälle finden Sie sicher Hebammen, die Ihnen helfen können.

Hebammen haben ein eigenständiges Betreuungsmodell. Es geht überwiegend nicht um Diagnosen und Verordnungen. Wir betrachten

Schwangerschaft und Geburt als einen natürlichen Lebensvorgang, während dem Sie fachliche Unterstützung erhalten.

Hebammen sorgen sich um Ihre Gesundheit und Ihr emotionales Wohlbefinden und arbeiten dafür mit Ärzten und Fachleuten aus anderen Berufsgruppen zusammen. Seien Sie nicht überrascht, wenn wir Sie danach fragen, wie es Ihnen geht, ob Sie mit den Veränderungen in Schwangerschaft, Geburt und der Zeit danach zurechtkommen, und Ihnen sagen, was Ihnen guttut.

Sie können Hebammen in Kindergärten und Schulen finden, bei Informationsveranstaltungen in Institutionen, in eigenen Praxen und bei Frauenärzten, im Geburtshaus, in Hebammenkreißsälen und in Krankenhäusern.

Hebammen in Deutschland sind übrigens ausnahmslos weiblich, die wenigen männlichen Vertreter haben die Berufsbezeichnung Entbindungspfleger und sind selbstverständlich auch gemeint, wenn wir von Hebammen schreiben.

In diesem Buch schreiben wir davon, was uns in den Jahren unserer Tätigkeit als Information für werdende Eltern wichtig war. Wir sind überzeugt, dass Eltern, die gut vorbereitet auf die Veränderungen und ihre neue Rolle im Leben sind, besser mit Schwangerschaft, Geburt und der Zeit danach zurechtkommen.

Das Buch gibt Ihnen einen Überblick über die gesamte Zeit aus Hebammensicht. So sind Sie informiert und können im Gespräch mit dem Team, das Sie sich für die Schwangerschaft, Geburt und Stillzeit zusammenstellen, die für Sie richtigen Entscheidungen für eine für Sie angemessene Begleitung treffen.

Die Themen in diesem Buch sind chronologisch geordnet. Einige Punkte, die Sie eventuell erst nach der Geburt erwarten, finden Sie schon bei den Kapiteln zur Schwangerschaft. Aus gutem Grund: Bei diesen Themen raten wir Ihnen, sich schon frühzeitig mit ihnen auseinanderzusetzen oder bereits vorab die eine oder andere Besorgung zu machen. Dann können Sie nach der Geburt mehr Zeit mit Ihrem Kind verbringen und diese auch voll genießen.

Zum Schluss noch etwas: Aus respektvoller Distanz reden wir Sie in allen Teilen dieses Buches mit „Sie" an, auch wenn wir im Laufe der Zeit, die wir eine Familie betreuen – manchmal sind das Monate oder auch Jahre –, oft alle Mitglieder duzen.

Für Ihre ganz persönliche Schwangerschaft wünschen wir Ihnen alles Gute!

Elke Mattern und Angela Schweer

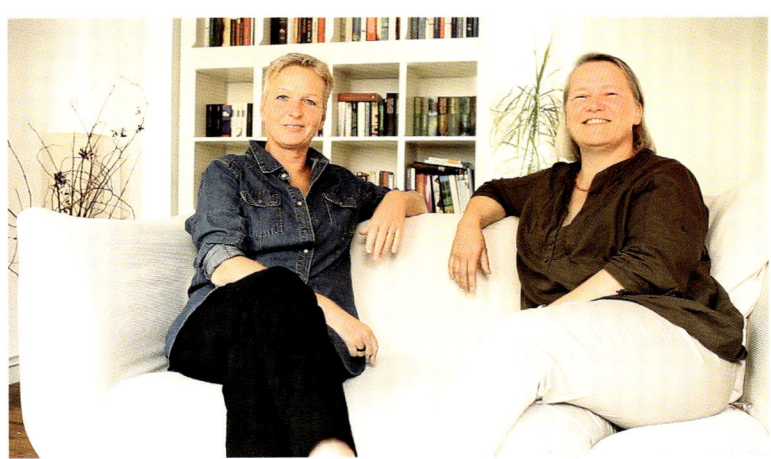

Die Hebammen und Autorinnen Angela Schweer und Elke Mattern.

Schwangerschaft

Eine Schwangerschaft ist ein bedeutender Abschnitt im Leben einer Frau. Dass man nach der Geburt zur Mutter wird, bringt psychisch und physisch große Veränderungen mit sich. Da ist es gut, dass das Kind neun Monate braucht, um heranzureifen. Dadurch erhalten Sie Zeit, sich langsam an die Umstellung zu gewöhnen und Fragen nach den vielen kleinen und großen Dingen im Vorfeld zu klären.

Es gibt Frauen, die gern immer schwanger wären, und es gibt die, die sich zeitweilig nicht so gut fühlen und denen die körperliche Veränderung zur Last fällt. Vielleicht werden Sie sich von Freunden und Verwandten zunächst auf Ihre Schwangerschaft reduziert fühlen. Lassen Sie sich von Beginn an ruhig von einer Hebamme oder einem Frauenarzt unterstützen.

Ihr bisheriges Leben wird sich verändern. Es sollte sich verändern, wenn bisherige Gewohnheiten Ihrem Kind schaden könnten.

Terminbestimmung

Zu einem möglichst frühen Zeitpunkt der Schwangerschaft wird der Geburtstermin des Kindes mithilfe der sogenannten Naegele-Regel berechnet. Aber nur vier Prozent der Kinder werden genau an dem durch die Formel bestimmten Tag geboren. Es ist daher sinnvoll, sich eher auf einen Entbindungszeitraum einzustellen. Als termingerecht wird eine Geburt in einer Zeitspanne von drei Wochen vor und zwei Wochen nach dem errechneten Termin angesehen. Beispiel: Wurde als Termin der 8. Dezember genannt, kann das Baby in der Zeit vom 17. November bis zum 22. Dezember zur Welt kommen. Sie errechnen also zunächst den Entbindungstermin anhand der Naegele-Regel und erweitern diesen auf den Entbindungszeitraum.

||| **Naegele-Regel (bei einer Zykluslänge von 28 Tagen)**

1. Tag der letzten Periodenblutung + 7 Tage − 3 Monate + 1 Jahr = Geburtstermin

Beispielrechnung:
1. Tag der letzten Periodenblutung = 1.3.2011
1.3.2011 + 7 Tage   = 8.3.2011
8.3.2011 − 3 Monate   = 8.12.2010
8.12.2010 + 1 Jahr   = 8.12.2011
Der Geburtstermin ist der 8.12.2011

Bei einem verlängerten oder verkürzten Menstruationszyklus wird die entsprechende Anzahl der Tage zugerechnet oder abgezogen.

Beispiel: Beträgt der Menstruationszyklus regelmäßig monatlich 30 Tage, wird wie folgt gerechnet:

Geburtstermin: 8.12.2011 + 2 Tage = 10.12.2011

Der Geburtstermin ist der 10.12.2011.

Sollte der Termin der Befruchtung beziehungsweise des Eisprunges bekannt sein, wird folgendermaßen gerechnet:

Tag der Befruchtung/oder des Eisprunges − 7 Tage − 3 Monate + 1 Jahr = Geburtstermin

Zusätzlich werden eventuell Befunde einer frühen Ultraschalluntersuchung zur Berechnung hinzugenommen.

Es ist wichtig, den Geburtstermin festzulegen, um beobachten zu können, ob sich das Kind zeitgerecht entwickelt oder der Entbindungszeitraum überschritten wird. Auch wenn Sie der errechnete Entbindungstermin bis zur Geburt Ihres Kindes ab jetzt begleiten wird, vergessen Sie nicht, dass die Geburt innerhalb einer großen Zeitspanne erfolgen wird.

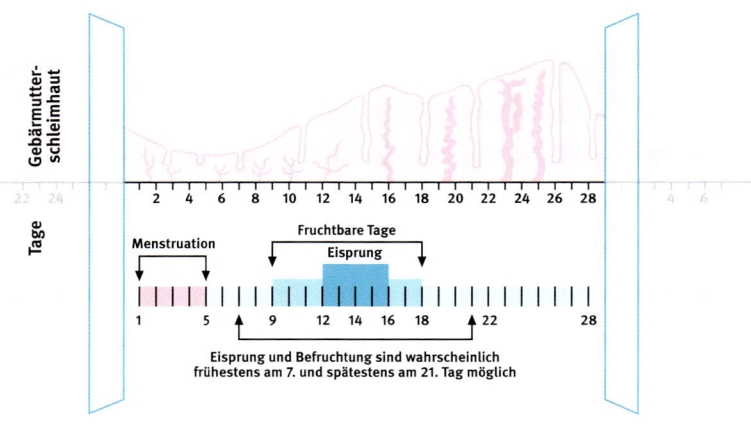

Schematische Darstellung des Menstruationszyklus.

||| **Menstruationszyklus**

Zeitraum vom ersten Tag der Regelblutung bis zum letzten Tag vor der nächsten Regelblutung. Im Durchschnitt umfasst dieser Zeitraum 28 Tage.

Verwandte und Freunde einweihen

Den Moment, als Ihr Frauenarzt oder die Hebamme Ihnen zu Ihrer Schwangerschaft gratuliert hat, werden Sie ganz individuell erlebt haben. Und freudig oder auch irritiert werden Sie die Nachricht auch an Ihre Verwandten und Bekannten weitergeben wollen.

Es ist gut, wenn Sie sich mit vertrauten Personen über Ihre Gefühle austauschen können. Eventuell ist es aber auch gut, wenn die Nachricht zunächst im kleinen Kreis bleibt. Das Entstehen einer intakten Schwangerschaft ist nämlich sehr komplex und längst nicht durch die Verschmelzung der Ei- und Samenzelle abgeschlossen. Bis etwa zur zwölften Woche kommt es in zahlreichen Fällen zum Abbruch der Schwangerschaft. Wir empfehlen Ihnen daher, die freudige Nachricht erst nach der zwölften Schwangerschaftswoche bekannt zu geben.

Kleiner Tipp am Rande: Auch Verwandte und Freunde sind sehr auf das Geburtsdatum fixiert: Die letzten Schwangerschaftswochen verlaufen entspannter, wenn Sie gleich von einer größeren Zeitspanne, in der Ihr Kind geboren wird, sprechen. Wir erleben es oft, dass die werdenden Eltern ab etwa zwei Wochen vor dem errechneten Termin mit Telefonanrufen überhäuft werden und sich unter Druck gesetzt fühlen. Denn jeder möchte als Erster wissen, ob Ihr Kind schon auf der Welt ist.

Lassen Sie sich nicht unter Druck setzen – behalten Sie den Geburtstermin für sich.

Helferin und Vertraute: die Hebamme

Hebammen sind Fachfrauen für alle Bereiche der Schwangerschaft, der Geburt und der Zeit mit Ihrem Säugling. Viele haben sich auf einen oder mehrere Bereiche spezialisiert. So finden Sie Hebammen, die eher vor oder in der Schwangerschaft für Sie da sind, andere, die ausschließlich Geburtsvorbereitungs- oder Rückbildungskurse anbieten, oder solche, die Sie vorwiegend in der Zeit nach der Geburt begleiten.

Zur Geburt haben Sie die Wahl zwischen einer Hebamme, die bei Ihrer Entbindung zu Hause, im Geburtshaus oder als Beleghebamme in einer Klinik dabei ist, und den angestellten Hebammen, die im Hebammenkreißsaal oder einem von ärztlicher Seite geleiteten Kreißsaal einer Klinik arbeiten.

Die Kontaktdaten von Hebammen in Ihrer Nähe (bis etwa 20 km) erhalten Sie über Telefonbücher, das Internet, das Gesundheitsamt oder bei Ihrem Frauenarzt. Haben Sie keine Scheu und rufen Sie die Hebamme Ihrer Wahl an oder sprechen Sie sie direkt in der Hebammen- oder Arztpraxis an. Suchen Sie sich ein „Team" von Fachleuten, das zu Ihnen passt und das in allen Bereichen für Sie da sein kann.

||| Kreißsaal = „kreischen"

Manchmal ist es gut, wenn man sich keine Gedanken über Wortbedeutungen macht: Früher gehörte es dazu, dass Frauen unter der Geburt schreien mussten – auch wenn sie gar nicht wollten.

Wann suche ich mir eine Hebamme?

Wie oft Sie Ihre Hebamme sehen wollen, entscheiden Sie selbst. Nehmen Sie möglichst früh Kontakt zu ihr auf. Denn viele Schwangerschaftsbeschwerden können vermieden oder reduziert werden, wenn Sie sie frühzeitig ansprechen.

Besprechen Sie mit Ihrer Hebamme auch, wie Sie sich eine Begleitung vorstellen und ob gegebenenfalls noch eine weitere Person zu Ihrem „Team" hinzugezogen werden sollte.

Sogenannte Geburtsvorbereitungskurse werden zu den typischen Urlaubs- und Feiertagszeiten erfahrungsgemäß seltener angeboten und sind dann schnell ausgebucht. Auch haben Hebammen nur eine begrenzte Zeit zur Verfügung, sie müssen vorausschauend planen und gegebenenfalls weitere Betreuungen ablehnen. Ist eine Hebamme zudem noch angestellt tätig, müssen Vertretungen und auch Dienstpläne berücksichtigt werden.

Was macht eine Hebamme?

Eines vorweg: Die Krankenkassen übernehmen alle Kosten, die medizinisch notwendig sind. Weitere Leistungen müssen in der Regel durch ein ärztliches Attest verschrieben oder aus eigener Tasche bezahlt werden. Es gibt aber auch immer mehr Krankenkassen, die die Kosten zusätzlicher Angebote – auch für Ehemänner – übernehmen, weil die Angebote präventiv, also vorbeugend, wirksam sind.

Zum ersten Treffen mit Ihrer Hebamme bringen Sie bitte Ihre Versichertenkarte mit. Die Hebamme lässt sich jede Leistung von Ihnen quittieren und rechnet alle Kosten direkt mit der gesetzlichen Krankenkasse ab. Eine Überweisung des Haus- oder des Frauenarztes brauchen Sie nicht. Privat Versicherte erhalten wie gewohnt eine Rechnung.

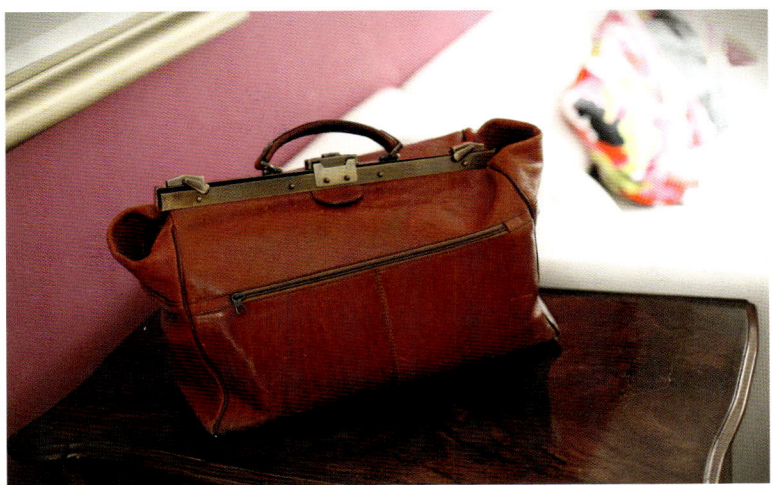

Immer griffbereit: der Hebammenkoffer.

Folgende Leistungen werden von der Krankenkasse übernommen:

Das Vorgespräch

Seit einigen Jahren gehört ein Vorgespräch mit Ihrer Hebamme zum Gebührenkatalog. Dabei können Sie Fragen zu Schwangerschaft, Geburt und Wochenbett klären und Ihre Wünsche äußern, wie Sie sich eine Begleitung in dieser Zeit vorstellen.

Sollten Sie die Hebamme wechseln und auch mit einer zweiten oder einer weiteren Hebamme ein Vorgespräch führen wollen, dann müssten Sie dieses privat zahlen.

Vorsorgeuntersuchung

Natürlich werden auch die Vorsorgeuntersuchungen, die Sie bei einer Hebamme, einem Frauenarzt (oder auch im Wechsel bei beiden) vornehmen lassen können, von der Krankenkasse bezahlt. Oftmals ist in Gemeinschaftspraxen ein bestimmtes Terminmuster vorgegeben. Fragen Sie ruhig nach: Auch bestehende Muster können Ihren Bedürfnissen angepasst werden.

Hilfe bei Beschwerden

Haben Sie in der Schwangerschaft Beschwerden, können Sie eine Hebamme um Rat fragen, bei einem Hausbesuch, aber auch in einer Hebammenpraxis. Zunächst können Sie sich auch telefonisch beraten lassen und dabei das weitere Vorgehen mit Ihrer Hebamme besprechen. Scheuen Sie sich nicht, diese Möglichkeit zu nutzen, damit Sie wichtige Fragen rechtzeitig stellen und Beschwerden schon frühzeitig behandelt werden können.

Geburtsvorbereitungskurs

Viele Schwangere nehmen allein oder mit ihrem Partner an einem Geburtsvorbereitungskurs teil. Anders als bei der individuellen Hilfe zu Beschwerden geht es in den Kursen um eine allgemeine Beratung und spezielle Techniken. Jede Hebamme hat dafür ihr eigenes Konzept und vermittelt eigene Inhalte. Von Wochenendseminaren bis zu wöchentlichen Treffen reicht das Angebot. Die Krankenkassen übernehmen bis zu 14 Stunden, Voraussetzung dafür ist, dass die Schwangere regelmäßig an dem Kurs teilgenommen hat.

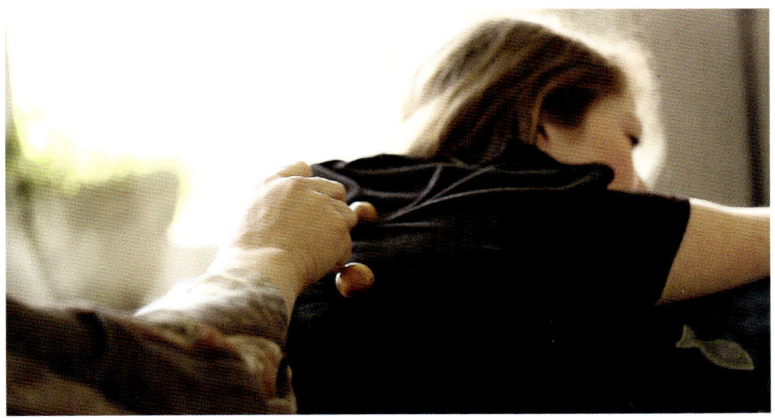

Eine Massage in der Schwangerschaft sorgt für Entspannung.

Mit einem Attest des Frauenarztes geben Hebammen auch Geburtsvorbereitungskurse für eine einzelne Schwangere. Diese sind auf 14 halbe Zeitstunden begrenzt.

Geburt

Bei Geburten ist in Deutschland immer eine Hebamme dabei. Egal, ob Sie Ihr Kind zu Hause, in einem Geburtshaus oder in einer Klinik zur Welt bringen. Auch Ärzte haben eine Hinzuziehungspflicht, das heißt, sie müssen eine Hebamme zur Geburt rufen. In der Klinik angestellte Hebammen arbeiten zumeist in Schichtdiensten, haben also feste Arbeitszeiten; Sie haben in der Klinik daher eher nicht immer dieselbe Hebamme.

Freiberufliche Beleg- und Hausgeburtshebammen sind rund um die Uhr abrufbar und stehen oft für die gesamte Zeit der Geburt für Sie zur Verfügung. Da die Geburt ja irgendwann im gesamten Entbindungszeitraum stattfinden kann, erheben freiberufliche Hebammen für die Rufbereitschaft zur Geburt eine Bereitschaftspauschale. Diese Pauschale gehört nicht zu dem Erstattungskatalog der Krankenkassen, wird aber von immer mehr Krankenversicherungen auf Antrag übernommen. Ob gegebenenfalls eine Vertretung Ihre Geburt begleiten wird oder eine zweite Hebamme hinzukommt, sollten Sie im Vorfeld mit Ihrer Hebamme klären. Beide Maßnahmen sind immer gut, falls eine Geburt sehr lange dauert oder doch einmal zufällig zwei Kinder gleichzeitig zur Welt kommen wollen.

Hausbesuche im Wochenbett

Direkt nach der Geburt beginnt das sogenannte Wochenbett. In den ersten zehn Tagen kommt Ihre Hebamme vielleicht täglich (in einigen Fällen auch zweimal am Tag) und in den kommenden Wochen noch bis zu 16-mal, bis Ihr Kind acht Wochen alt ist, zu Ihnen nach Hause. Diese Hilfe kann zum Teil auch telefonisch geschehen, wenn am gleichen Tag kein Hausbesuch erfolgt.

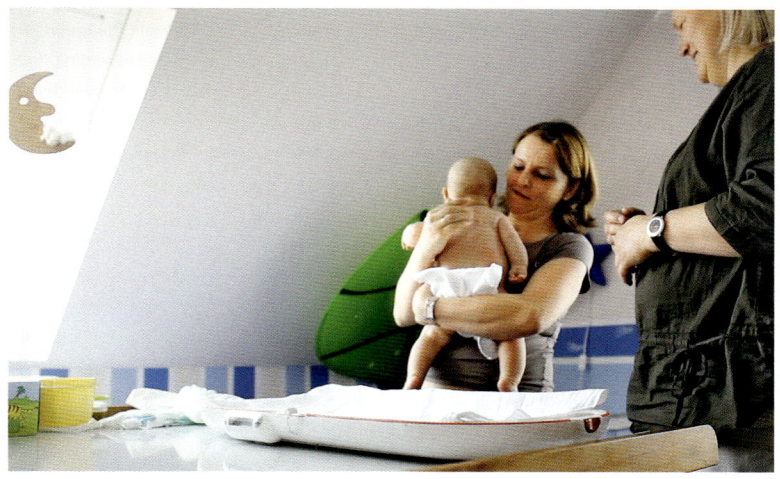

Die Hebamme besucht Sie und Ihr Kind nach der Geburt regelmäßig.

Sind darüber hinaus noch zusätzliche Termine notwendig, müssen diese von dem Frauen- oder auch dem Kinderarzt verschrieben werden. Nach einer ambulanten Geburt – also wenn die frischgebackene Mutter direkt nach der Geburt die Klinik wieder verlässt – oder einer Hausgeburt kommt die Hebamme zu Beginn eventuell sogar zweimal am Tag. Sollte Ihr Kind stationär in der Kinderklinik aufgenommen und Sie „nur" als Begleitperson mit dort sein, steht Ihnen auch dort Hilfe durch Ihre Hebamme zu.

Stillschwierigkeiten und Ernährungsberatung

Haben Sie nach den acht Wochen des Wochenbettes Fragen bei Stillschwierigkeiten oder zur Ernährungsberatung, sind weitere vier Hausbesuche und vier telefonische Kontakte ohne Attest möglich.

Rückbildungskurse

Viele Hebammen bieten sogenannte Rückbildungskurse zur Kräftigung der Beckenbodenmuskulatur an. Diese sollen innerhalb der ersten vier Monate nach der Geburt begonnen und nach neun Monaten beendet sein. Von den gesetzlichen Krankenkassen werden zehn Stunden in Gruppen mit maximal zehn Frauen übernommen.

Schwangerschaftsvorsorge

Gut für Ihre Gesundheit und die Ihres Kindes: Eine regelmäßige fachliche Betreuung in der Schwangerschaft wird durch bundesweit geltende Mutterschaftsrichtlinien empfohlen und in der Regel von den Krankenkassen bezahlt.

Diese Mutterschaftsrichtlinien sollen sicherstellen, dass eventuelle Gefahren für Mutter und Kind frühzeitig erkannt und einer möglichen Behandlung zugeführt werden.

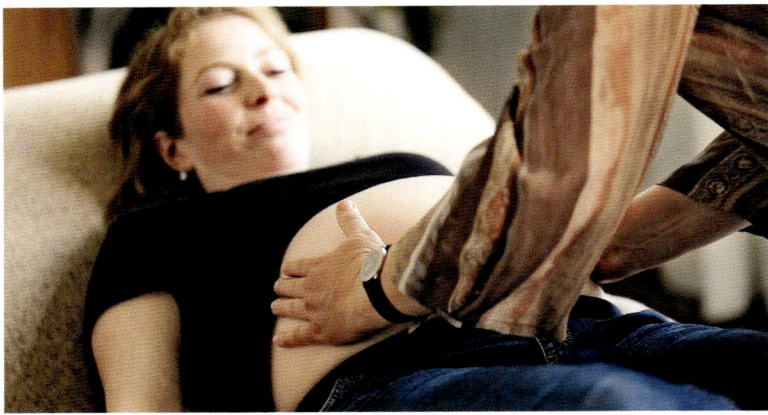

Mit den sogenannten Leopold-Handgriffen kann die Hebamme den Fortschritt der Schwangerschaft und die Lage des Fötus bestimmen.

Mit Feststellung der Schwangerschaft erhalten Sie einen Mutter-pass, in den alle Vorsorgetermine eingetragen werden. Die zunächst monatlichen Abstände der Untersuchungen verkürzen sich von der 32. Schwangerschaftswoche an auf einen 14-tägigen Abstand. Nach dem errechneten Termin wird zumeist alle zwei Tage eine Kontrolle vereinbart.

Die Vorsorgeuntersuchungen können allein bei einem Frauenarzt oder auch von einer Hebamme und einem Frauenarzt im Wechsel vorge-nommen werden.

Auch bei den Vorsorgeuntersuchungen werden Sie unterschiedliche Möglichkeiten der Zusammenarbeit antreffen. Hier ist es ebenfalls wichtig, dass Sie sich die Personen zusammensuchen, von denen Sie sich gut betreut fühlen. Wenn Sie nach dem errechneten Termin eventuell alle zwei Tage eine Untersuchung wahrnehmen, kann es vorkommen, dass diese am Wochenende auch in der Klinik, in der Sie Ihr Kind gebären wollen, stattfinden wird.

||| **Mutterschaftsrichtlinien**

Durch die ärztliche Betreuung während der Schwangerschaft und nach der Entbindung sollen mögliche Gefahren für Leben und Gesundheit von Mutter oder Kind abgewendet sowie Gesundheitsstörungen recht-zeitig erkannt und der Behandlung zugeführt werden. Mit dem Ziel, Risikoschwangerschaften und Risikogeburten frühzeitig zu erkennen.

Individuelle Gesundheitsleistungen – IGel

Individuelle Gesundheitsleistungen sind Leistungen, deren Kosten die gesetzlichen Krankenkassen nicht übernehmen, weil sie medizinisch als nicht notwendig angesehen werden. Die entstehenden Kosten müssen Sie privat bezahlen. Werden Ihnen entsprechende Leistungen von Ihrer Hebamme oder Ihrem Frauenarzt angeboten, informieren Sie sich über Nutzen und Risiken der Behandlung. Auch Auskünfte über wissenschaftliche Untersuchungsergebnisse zu den angebotenen Leistungen können bei der Entscheidung helfen, ob Sie entsprechende Behandlungen oder Diagnoseverfahren durchführen lassen wollen.

Mutterpass

„Der Mutterpass ist Ihr persönliches Dokument" − so steht es vielversprechend im Klappendeckel des Mutterpasses, den Sie innerhalb der ersten Schwangerschaftsuntersuchungen von Ihrem Frauenarzt oder Ihrer Hebamme erhalten.

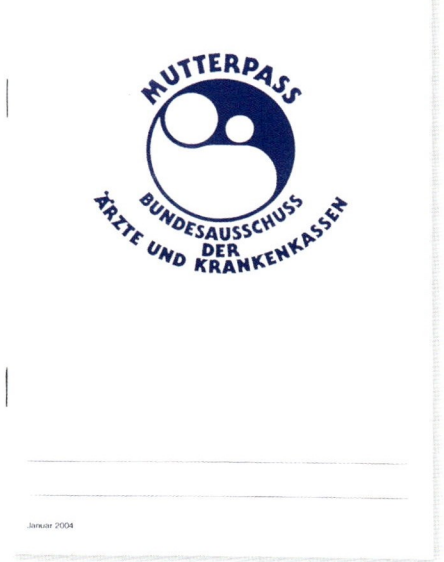

Das wichtigstes Dokument in der Schwangerschaft: der Mutterpass.

Mutterpass – der Begriff klingt etwas altmodisch, doch die Idee, Ihnen mit dem Mutterpass eine Dokumentation über den Verlauf der Schwangerschaft auszustellen, ist ganz modern. In vielen europäischen Ländern ist eine solche Dokumentation der Schwangerschaft nicht üblich. Sie hat den Vorteil, dass Sie selbst sehen können, in welcher Woche der Schwangerschaft sich etwas ereignet hat, gemessen oder bestimmt wurde. Sollten Sie unvermutet in Not geraten, können Sie sich mit dem Pass als Mutter ausweisen, und medizinisches Fachpersonal kann sich schnell ein Bild über den bisherigen Verlauf der Schwangerschaft machen und gezielt helfen.

In jedem Mutterpass können zwei Schwangerschaften dokumentiert werden. Bei drei und mehr Kindern ist es üblich, weitere Mutterpässe anzuheften. So sind auch Informationen vorheriger Schwangerschaften immer zur Hand.

Manche der Untersuchungen haben kryptische Bezeichnungen. Wir helfen Ihnen, die fachsprachlichen Begriffe zu verstehen, damit Sie wissen, welche medizinischen Tests wann durchgeführt werden und aus welchem Grund.

Kontaktdaten

Nutzen Sie die Seite 1 für das von Ihnen zusammengestellte „Schwangerschaftsteam". Es ist ratsam, immer alle Namen, Anschriften und Telefonnummern dabeizuhaben.

Serologische Untersuchungen

Gleich zu Beginn der Schwangerschaft werden bestimmte Untersuchungen veranlasst, die für den Verlauf der Schwangerschaft wichtig sein können. Zu welchem Zeitpunkt die Laboruntersuchungen durchgeführt werden, zeigt eine Übersicht am Ende dieses Kapitels.

Blutgruppenzugehörigkeit und Antikörper-Suchtest

Zunächst wird Ihre Blutgruppe bestimmt und das Ergebnis des Antikörper-Suchtests eingetragen:

Bei einer Schwangeren mit fehlendem Rhesusfaktor D – also dem Eintrag Rh neg. – und einem Partner, der den Rhesusfaktor D besitzt (der also Rh pos. ist), wird das Kind mit größerer Wahrscheinlichkeit auch eine Blutgruppe mit dem Rhesusfaktor D (Rh pos.) haben. Sollte es zu einer Durchmischung des Blutes von Mutter (Rh neg.) und Kind (Rh. pos.) gekommen sein, kann es vorkommen, dass die Mutter in ihrem Blut gegen das Blut ihres Kindes Antikörper bildet. Bei einer erneuten Durchmischung des Blutes bei diesem oder einem weiteren Kind könnten dann die Antikörper aus dem Blut der Mutter das Blut dieses Kindes angreifen und es damit mehr oder weniger schnell schädigen.

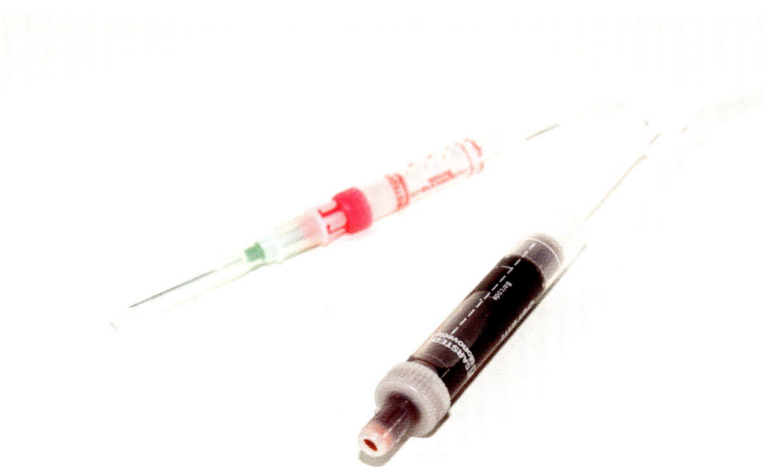

Im Rahmen Ihrer Schwangerschaft wird Ihr Frauenarzt eine Reihe von Blutuntersuchungen veranlassen.

In diesem Fall wären Antikörper bei der Mutter gegen das Blut des Kindes nachweisbar. Normalerweise aber ist das Ergebnis des Antikörper-Suchtests negativ. Und dies auch bei einer weiteren Überprüfung in der 24. bis 27. Schwangerschaftswoche.

Schwangere mit einer Blutgruppe mit vorhandenem Rhesusfaktor D (Rh pos.) müssen sich in den allermeisten Fällen keine Gedanken über eine Blutunverträglichkeit machen. Schwangere mit fehlendem Rhesusfaktor D (Rh neg.) eigentlich auch nicht, sie erhalten nach bestimmten Eingriffen und vorbeugend in der 28. bis 30. Schwangerschaftswoche ein Medikament gespritzt zur sogenannten Anti-D-Prophylaxe.

Nach der Geburt werden sofort die Blutgruppe und der Rhesusfaktor D des Kindes bestimmt. Während bei der eigentlichen Blutgruppe bei einer späteren Laboruntersuchung gelegentlich noch eine Änderung auftreten kann, ist die Bestimmung des Rhesusfaktors D sicher. Bei tatsächlich unterschiedlichem Rhesusfaktor D von Mutter und Kind wird innerhalb von 24 Stunden nach der Geburt bei der Mutter eine weitere Anti-D-Prophylaxe durchgeführt.

Röteln-HAH-Test

Dass Röteln im frühen Stadium der Schwangerschaft zu Fehlbildungen des Kindes führen können, ist allgemein bekannt. Frauen, die bereits Röteln hatten oder dagegen geimpft sind, haben zumeist einen Immunschutz. Für die Untersuchung wird das Serum des Blutes in Zweierschritten verdünnt und im Labor mit dem Rötelnvirus infiziert. Die Verdünnung, die eine Infektion noch sicher verhindert, wird dann als sogenannter Titer im Mutterpass eingetragen.

Um das Kind im Bauch vor einer möglichen Rötelnerkrankung zu schützen, ist mindestens ein Titer von 1:8 notwendig. Höhere Titer oder Verdünnungen drücken sich jeweils durch das Doppelte der

zweiten Zahl aus: 1:8, 1:16, 1:32 und so weiter und schützen gleich-
falls vor einer Erkrankung. Der Arzt trägt bei einer gegen Röteln
immunen Schwangeren in der entsprechenden Zeile im Mutterpass
beispielsweise ein: positiv, Titer 1:32.

Wenn Sie keinen Immunschutz besitzen (dann setzt der Frauenarzt
ein Häkchen bei „negativ"), sollten Sie sich zumindest in den ersten
drei Monaten der Schwangerschaft von an Röteln Erkrankten strickt
fernhalten. Kontaktieren Sie Ihren Frauenarzt bei einem Verdacht auf
Ansteckung. Und lassen Sie sich nach der Schwangerschaft bald gegen
Röteln impfen.

Nachweis von Chlamydia-trachomatis-Antigen aus der Zervix

Hinter dieser komplizierten Beschreibung (auf Seite 3 im Mutterpass)
verbirgt sich ein weiterer wichtiger Test. Dabei wird überprüft, ob in
der Zervix, also dem Gebärmutterhals, ein Erreger namens Chlamydia
trachomatis vorhanden ist. Dieser könnte den Gebärmutterhals infizieren und dadurch eine Fehl- oder Frühgeburt auslösen. Sollte der
Erreger nachgewiesen werden – das Ergebnis also positiv ausfallen –,
werden Sie mit einem Antibiotikum medikamentös behandelt.

LSR (Lues-Suchreaktion)

Die Laboruntersuchung mit der Abkürzung LSR (Lues-Suchreaktion)
gibt Auskunft über eine bestehende oder durchgemachte Syphilis-
erkrankung. Diese Geschlechtskrankheit kann einfach behandelt werden, sich aber auf das Kind übertragen, wenn sie unbehandelt bleibt.
Diese Krankheit ist bei Schwangeren relativ selten.

Genauso wie bei einem HIV-Test wird im Mutterpass kein Ergebnis
bei der LSR, sondern nur die Bemerkung „durchgeführt", vermerkt.
So soll eine Stigmatisierung ausgeschlossen werden.

Nachweis von HBs-Antigen aus dem Serum

Ob eine Schwangere an Hepatitis B, also einer Leberentzündung, erkrankt ist, kann durch das HBs-Antigen aus dem Blutserum nachgewiesen werden. Auch hier ist das Ergebnis im Normalfall negativ. Eine ausgeheilte Erkrankung oder eine Impfung gegen Hepatitis B kann damit nicht angezeigt werden.

Für das Kind soll eine Ansteckung bei der Geburt durch den Geburtskanal vermieden werden. Deswegen wird diese Laboruntersuchung zwischen der 32. bis 40. Schwangerschaftswoche durchgeführt. Unabhängig von der Behandlung der Mutter, die der Frauenarzt einleitet, sollte das Kind unmittelbar nach der Geburt gegen Hepatitis B geimpft werden, wenn das Testergebnis der Mutter positiv ist. Dann kann die Impfung das Kind noch rechtzeitig vor einem Ausbruch der Krankheit schützen.

||| Laboruntersuchungen während der Schwangerschaft

Zu einem möglichst frühen Zeitpunkt:
- Bestimmung der Blutgruppe und des Rhesusfaktors D
- Antikörper-Suchtest (AK)
- Röteln-Hämagglutinationshemmungstest (HAH)
- LSR (Lues-Suchreaktion)
- gegebenenfalls ein HIV-Test
Nachweis des Chlamydia-trachomatis-Erregers

In der 24. – 27. Schwangerschaftswoche:
- ein weiterer Antikörper-Suchtest (AK)

In der 32. – 40. Schwangerschaftswoche:
- HBs-Antigen zur Feststellung einer Hepatitis-B-Erkrankung

Bei Bedarf:
- Untersuchung auf Toxoplasmose-Erreger
- und auf Antikörper akuter Kinderkrankheiten

Das Menschliche Immunschwäche-Virus HIV

Das Menschliche Immunschwäche-Virus mit der Abkürzung HIV ist verantwortlich für die Krankheit Aids. Heute kann man, jedenfalls in europäischen Ländern, eine Übertragung auf das Kind bei einer natürlichen Geburt fast ausschließen, wenn die Virusanzahl während der Schwangerschaft durch Medikamente verringert wird. In der Schwangerschaft werden die Kosten für den HIV-Test von den Krankenkassen übernommen.

Nutzen Sie für sich und die Gesundheit Ihres Kindes also möglichst in der Frühschwangerschaft die Möglichkeit eines Tests auf HIV. Sprechen Sie Ihre Hebamme oder Ihren Frauenarzt gegebenenfalls darauf an.

Der Gemeinsame Bundesausschuss (G-BA) klärt in seiner Patienteninformation mit dem Titel „Ich bin schwanger. Warum wird allen Schwangeren ein HIV-Test angeboten?" darüber auf, aus welchen Gründen ein HIV-Test empfehlenswert ist. Diese Broschüre erhalten Sie im Internet unter www.g-ba.de.

Infektion mit Toxoplasmose-Erregern

Mit Toxoplasmose-Erregern kann man sich durch den Verzehr von rohem Fleisch oder Fisch infizieren – oder durch Kontakt mit Katzenkot (siehe auch Ernährung in der Schwangerschaft). Es gibt viele Frauen, die bereits vor der Schwangerschaft eine Infektion durchgemacht haben und gegen eine erneute Infektion immun sind. Es gibt aber auch viele schwangere Katzenbesitzerinnen, die bisher selbst nicht erkrankt sind. Die Krankheit verläuft bei gesunden Erwachsenen, ohne dass Symptome auftreten, gelegentlich können angeschwollene Lymphknoten getastet werden.

Steckt sich eine Schwangere mit Toxoplasmose-Erregern erstmals in der Schwangerschaft an, wird man versuchen, eine Übertragung auf das Kind medikamentös zu verhindern. Bei dem Ungeborenen kommt es bei einer frischen Infektion der Mutter in der frühen Schwangerschaft nicht so häufig zu einer Übertragung, dafür führt eine Ansteckung dann eher zu einer Fehlgeburt. Eine kindliche Infektion wird mit zunehmender Schwangerschaftsdauer häufiger, hat dann aber seltener schädigende Auswirkungen.

Krankengeschichte und Diagnosen

Auf den Seiten 4 und 5 des Mutterpasses wird die sogenannte Anamnese – die Krankengeschichte – erhoben. In dem ersten Teil, der als Katalog A bezeichnet wird, geht es um Vorerkrankungen oder Belastungen, die bereits vor der Schwangerschaft bestanden, während es im Katalog B um Diagnosen oder Befunde geht, die in Ihrer jetzigen Schwangerschaft aufgetreten sein könnten.

Begriffe, die Ihnen vielleicht nicht geläufig sind, haben wir im weiter unten stehenden Kasten erläutert. Es sei denn, es handelt sich um eine spezielle Erkrankung des Katalogs B, die Ihnen gegebenenfalls von Ihrem Frauenarzt erklärt wird.

Alle Befunde sind durchgängig nummeriert und können mit dieser Nummer auch an anderen Stellen im Mutterpass als Erklärung für ein bestimmtes Vorgehen verwendet werden.

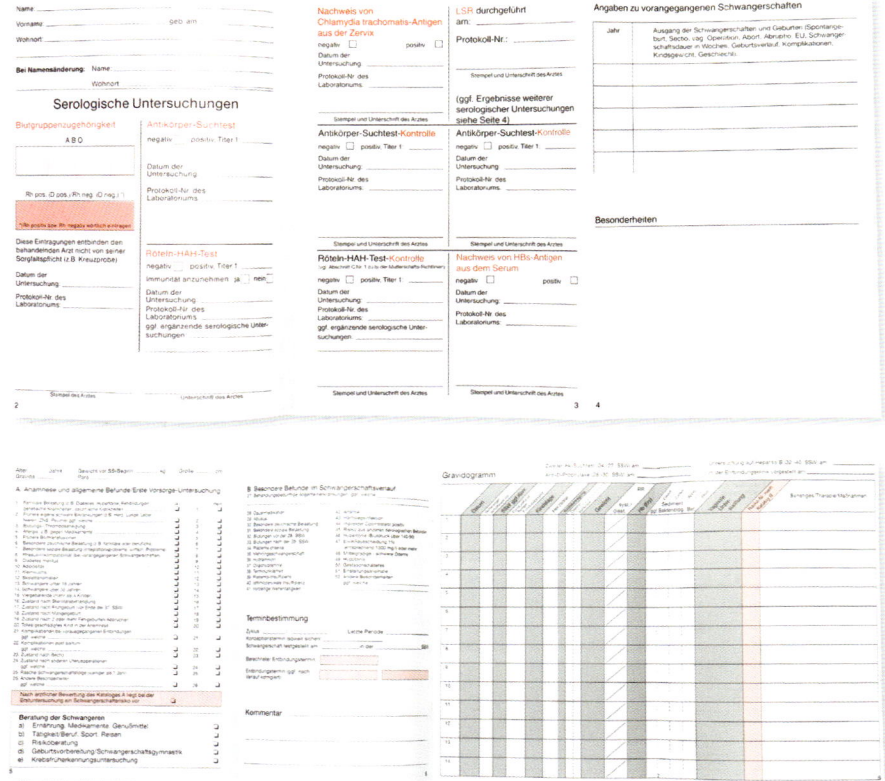

Arzt und Hebamme müssen über eventuelle Vorerkrankungen informiert sein. Im Mutterpass werden alle notwendigen Informationen vermerkt.

Wie Ihr Geburtszeitraum berechnet wird, haben wir ja bereits etwas weiter oben erläutert (siehe Terminbestimmung). In der Regel wird dabei von dem ersten Tag der letzten Monatsblutung ausgegangen. Sollte sich aufgrund einer Messung bei einer frühen Ultraschalluntersuchung ein anderer Geburtstermin ergeben, wird dieser „gegebenenfalls nach Verlauf korrigiert". So steht es auf Seite 6 in Ihrem Mutterpass.

||| Fachbegriffe aus dem Mutterpass

Befunde	hier im Sinne von Diagnosen
Gravida	Anzahl der Schwangerschaften
Para	Anzahl bereits geborener Kinder
Anamnese	eigene Krankengeschichte
Diabetes mellitus	Zuckerkrankheit
Hypertonie	Bluthochdruck
genetisch	vererbt
ZNS	Zentrales Nervensystem
Thromboseneigung	Neigung, Blutgerinnsel zu bilden
Rhesus-Inkompatibilität	Unverträglichkeit von Blutgruppen, bezogen auf den Rhesusfaktor
Adipositas	starkes Übergewicht
Skelettanomalien	Knochenveränderungen
Sterilität	Unfruchtbarkeit
post partum	nach der Geburt
Sectio	Kaiserschnitt
Letzte Periode	erster Tag der letzten Monatsblutung
Konzeptionstermin	Tag der Empfängnis
SSW	Schwangerschaftswoche

Der dokumentierte Schwangerschaftsverlauf

Auf den Seiten 7 und 8 des Mutterpasses werden die Schwangerschaftsvorsorgeuntersuchungen dokumentiert. Hebammen oder Frauenärzte, die eine Vorsorge durchführen, sind verpflichtet, diese hier einzutragen.

Die zunächst monatlichen Untersuchungen, die ab der 32. Schwangerschaftswoche dann vierzehntägig durchgeführt werden, geben einen Überblick über den Verlauf der Schwangerschaft.

Die ersten drei Spalten sind für das aktuelle Datum und den Schwangerschaftstag vorgesehen. Heutzutage wird nicht nur die Woche angegeben, sondern wirklich der Tag der Schwangerschaft.

Wenn Ihnen etwas kryptische Zahlenzusammensetzungen wie 18.4 Schwangerschaftswochen (siehe zweite Spalte) begegnen, ist gemeint, dass seit dem ersten Tag der letzten Monatsblutung 18 Wochen und 4 Tage vergangen sind.

Sollte der errechnete Termin durch eine Ultraschalluntersuchung korrigiert worden sein, ist der entsprechende Schwangerschaftstag in der dritten Spalte vermerkt.

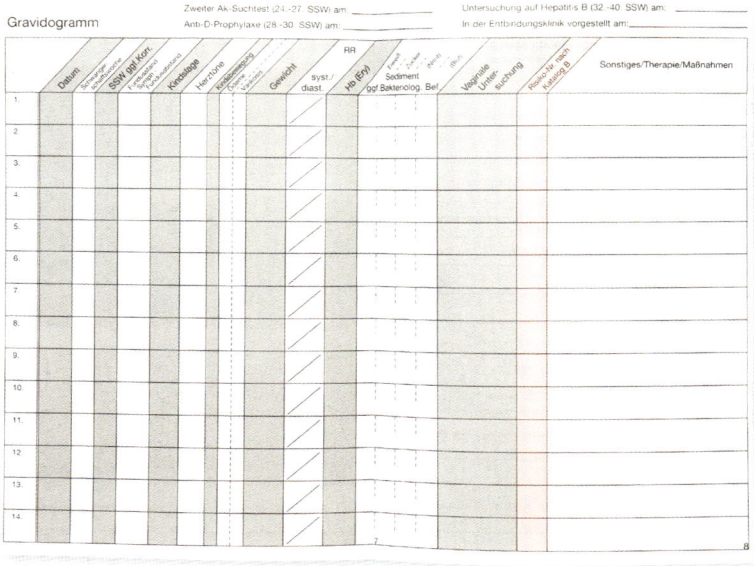

Im Mutterpass werden Ihre Vorsorgeuntersuchungen dokumentiert.

Das Wachstum der Gebärmutter

Die vierte Spalte beschreibt den sogenannten Fundusstand (oder Symphysen-Fundusabstand, SFA). Damit lässt sich jeweils die Größe der Gebärmutter und damit die des Kindes abschätzen. Sie finden dort entweder die Abkürzungen S (Symphyse = Schambeinfuge), N (Nabel) und RB (Rippenbogen) in Verbindungen mit Plus- und Minuszeichen und Zahlen von eins bis drei oder Angaben in Zentimetern von null bis etwa 36. Mit „QF" wird ein „Querfinger" abgekürzt, also die Breite eines Zeige- oder Mittelfingers Ihrer Hand.

S+3QF bedeutet, dass die Gebärmutter drei Querfinger über der Symphyse getastet wurde. RB-2QF bedeutet dementsprechend, dass die Gebärmutter zwei Querfinger unter Ihrem Rippenbogen getastet wurde.

Der Abstand von der Oberkante der Schambeinfuge (Symphyse) zur Oberkante der Gebärmutter beschreibt den Symphysen-Fundusabstand.

Als Faustregel bei einer normalen Schwangerschaft mit nur einem Kind gilt, dass die Gebärmutter am Schwangerschaftstag 24.0 in etwa am Nabel zu tasten ist. Und am Schwangerschaftstag 36.0 lässt sich die Gebärmutter etwa in der Höhe Ihres Rippenbogens tasten, bei einem SFA zwischen 30 und 36 Zentimeter.

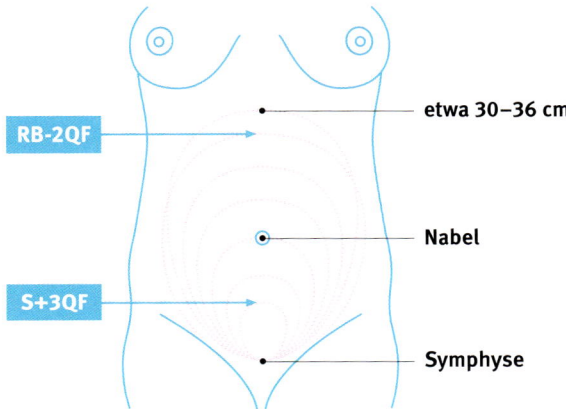

RB-2QF → ● —— etwa 30–36 cm

● —— Nabel

S+3QF →

● —— Symphyse

Das Wachstum der Gebärmutter: Je nach Fortschritt der Schwangerschaft verändert sich ihre Größe und auch die des Kindes.

Der SFA muss keinen bestimmten Wert erreichen, weil eine unterschiedliche Körpergröße von Frauen und eine unterschiedliche Messtechnik immer auch unterschiedliche Werte ergeben. Die Werte sollten aber bis zur 36. Schwangerschaftswoche zunehmen.

Die Lage des Kindes in der Gebärmutter

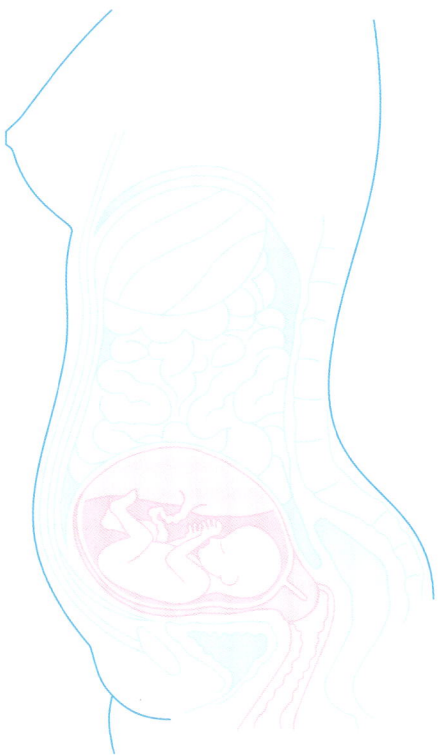

**Das Kind liegt mit dem Kopf nach unten in der sogenannten „Schädellage",
der häufigsten Lage bei der Geburt.**

Die Lage Ihres Kindes wird in der fünften Spalte eingetragen. Oft wird diese Spalte bei den ersten Vorsorgeuntersuchungen frei gelassen und erhält erst einen Eintrag ab etwa der 28. Schwangerschaftswoche. Bis dahin wird sich Ihr Kind in einer Quer- oder Längslage (QL oder LL) befinden und diese auch immer wieder einmal verändern. Nach der 28. Schwangerschaftswoche liegen die meisten Kinder in einer Längslage mit dem Kopf entweder in der Nähe Ihres Rippenbogens oder mit dem Kopf an Ihrer Schambeinfuge – umgangssprachlich mit dem Kopf nach unten. Ein im Becken sitzendes Kind befindet sich in Beckenendlage (BEL), ein mit dem Kopf nach unten gerichtetes Kind in Schädellage (SL).

Herztöne und Kindsbewegungen

Die Herztöne und die Kindsbewegungen werden in die folgenden Spalten eingetragen. Bei den ersten Vorsorgeuntersuchungen werden beide Spalten nach dem Ultraschall nur mit einem einfachen Pluszeichen ausgefüllt. Erste Kindsbewegungen nehmen Sie selber bei Ihrer ersten Schwangerschaft etwa in der 20. bis 21. Schwangerschaftswoche wahr und „geübte" Schwangere unter Ihnen beim zweiten und jedem weiteren Kind wahrscheinlich schon zwischen der 17. und 18. Schwangerschaftswoche.

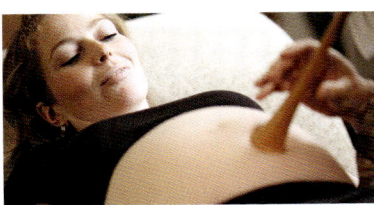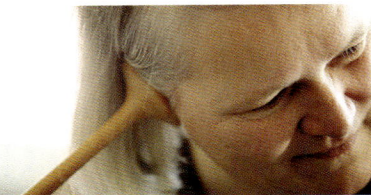

Mit einem Hörrohr hört die Hebamme die Herztöne des Kindes durch die Bauchdecke der Mutter.

In der Zeit wird dann auch Ihre Hebamme die Herztöne mit einem Hörrohr (Dopton) hören, während der Frauenarzt oft das Ultraschallgerät oder bereits den Herz-Wehen-Schreiber (CTG) einsetzt.

Wassereinlagerungen und Krampfadern

Die nächsten schmalen Spalten beschreiben Befunde zu Ödemen und Varikosis. Ödeme sind Wassereinlagerungen im Gewebe, die zumeist an den Beinen am besten zu sehen und zu beurteilen sind. Durch Fingerdruck auf das Schienbein bleibt zunächst eine vertiefte Druckstelle. Sie selbst spüren Ödeme aber eventuell auch an den Händen, weil Sie die Finger nicht mehr zu einer Faust schließen können oder die Schuhe zu eng werden.

Die Schuhe drücken? Nach der Geburt sind Wassereinlagerungen Geschichte.

In der entsprechenden Spalte werden entweder das Zeichen für „nicht vorhanden" (ein von rechts oben nach links unten durchgestrichener Kreis) oder ein bis mehrere Pluszeichen vermerkt. Ödeme sind in den letzten sechs Wochen der Schwangerschaft zumeist völlig normal und werden nur in Zusammenhang mit einem hohen Blutdruck und einer höheren Eiweißausscheidung im Urin gesundheitlich bedenklich. Ödeme zählen zu den Schwangerschaftsbeschwerden und werden dort beschrieben.

Varikosis, oder eher unter dem Namen Krampfadern bekannt, sind knotig erweiterte Venen, die bei Ihnen bereits vor der Schwangerschaft vorhanden sind oder durch ein größeres Blutvolumen in der Schwangerschaft entstehen können. Sie selbst merken die Krampfadern durch knotige Stellen, die meist am oberen Ende einer Wade zu fühlen sind oder dort bläulich hervortreten.

Auch hier sind zum Eintrag in den Mutterpass die gleichen Zeichen wie bei den Ödemen gebräuchlich.

Ihr Gewicht

Ihr Gewicht spielt nur eine nebensächliche Rolle. Es interessiert weniger das tatsächliche Gewicht als vielmehr enorme Schwankungen im Verlauf. Generell dürfen sehr schlanke Frauen mit nur niedrigem Fettanteil gerne mehr zunehmen als üblich, während Frauen mit Übergewicht die Schwangerschaft bei gesunder Ernährung zum Abnehmen nutzen dürfen. Die meisten Frauen nehmen in den ersten zwei bis drei Monaten der Schwangerschaft zunächst ab, bevor sie dann bis zum Ende der Schwangerschaft durchschnittlich etwa zwölf Kilo zunehmen.

Eingetragen wird in dieser Spalte das Gewicht in Kilogramm mit zumeist einer Kommastelle.

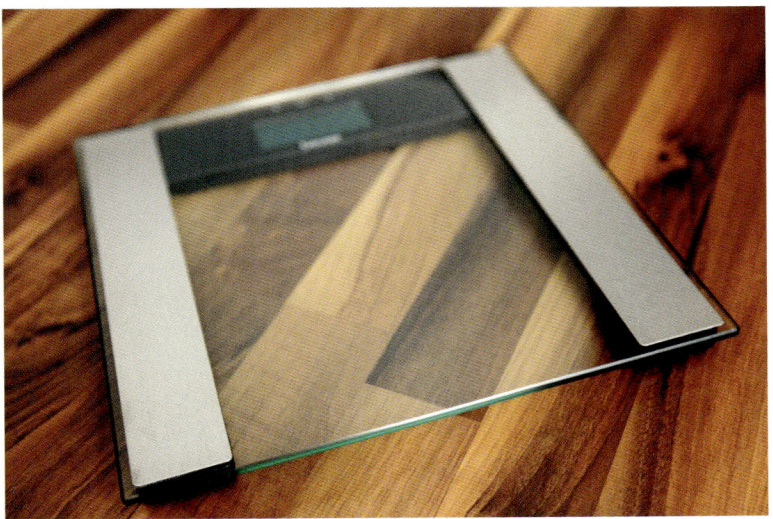

Werdende Mütter nehmen während der Schwangerschaft durchschnittlich 12 Kilo zu.

Ihr Blutdruck

Die elfte Spalte ist für Ihren Blutdruck vorgesehen und wird in der Tabelle abgekürzt mit „RR syst./diast.". Gemessen werden ein oberer (Systole; syst.) und ein unterer (Diastole; diast.) Wert, der in der Einheit Millimeter auf der Quecksilbersäule (mmHg) angegeben wird. Einen eher niedrigen Blutdruck haben Sie bei einem Wert von 100/60 mmHg und einen hohen bei etwa 145/100 mmHg. Zumindest der obere Wert ist aber auch davon abhängig, ob der Blutdruck gemessen wurde, nachdem Sie gerade in Eile mehrere Treppen zur Untersuchung hinaufgestiegen sind oder nachdem Sie schon eine ganze Weile ruhig im Wartezimmer gewartet haben.

Das eisenhaltige Protein Hämoglobin

Hb (in der nächsten Spalte) steht für Hämoglobin, ein eisenhaltiges Protein, das in den roten Blutkörperchen (Erythrozyten; Ery) zu finden und für den Transport des Sauerstoffs im Blut verantwortlich ist. Der Hb-Wert kann in zwei unterschiedlichen Einheiten gemessen werden. Demzufolge sind auch die Normalwerte unterschiedlich: Für Frauen gelten 7,5 bis 9,9 mmol/l (Mikromol/Liter) oder 12 bis 16 g/dl (Gramm/Deziliter) als normal.

Da sich Ihr Blut mit fortschreitender Schwangerschaft verdünnt, fällt der Hämoglobinwert automatisch im Laufe der Zeit ab.

Urinuntersuchung

Die nächsten vier Spalten sind für Ergebnisse einer Urinuntersuchung vorgesehen und mit „Sediment" überschrieben. Ein Test auf Nitrit und Blut im Harn ist in den Mutterschaftsrichtlinien nicht zwingend vorgesehen, deshalb sind die Worte im Mutterpass eingeklammert.

Keiner dieser Werte ist bei einer einmaligen Wertung besorgniserregend. Sie ergeben lediglich einen Anlass für eventuell weitere Untersuchungen. Normalerweise bewerten wir die Menge vorhandener Spuren bei einer Untersuchung mit bis zu vier Pluszeichen. Vier Pluszeichen zeigen einen pathologischen, also krankhaften, Wert an und werden dann oft mit einem roten Stift eingetragen.

Eiweiß im Urin kann auf eine Nierenerkrankung hindeuten. Eine Zuckerausscheidung im Urin kann ein Hinweis auf einen Schwangerschaftsdiabetes (Zuckerkrankheit in der Schwangerschaft) sein. Nitrit im Urin entsteht als Ausscheidungsprodukt von Bakterien. Ein positiver Nitritwert zeigt an, dass sich Bakterien in der Harnröhre, Harnblase oder Niere vermehrt haben. Meist liegt eine Harnwegs- oder Nierenbeckenentzündung vor, die behandelt werden wird. Und Blut hat im Harn schlichtweg nichts zu suchen.

||| Wasserlassen: So geht's richtig

In der Praxis sieht es leider so aus, dass wir viele ungenaue oder auch schlechte Werte erhalten, weil der Urin nicht korrekt in den Probenbecher abgegeben wird. Daher hier eine kurze Erläuterung zur richtigen Anwendung:

Für die Untersuchung soll der sogenannte Mittelstrahlurin genutzt werden. In den Becher, den Sie zur Untersuchung erhalten, soll also möglichst weder der erste noch der letzte Urin gelangen, der beim Wasserlassen ausgeschieden wird. Lassen Sie zunächst ein wenig Urin in die Toilette laufen, dann etwa drei bis fünf Zentimeter in den Becher und den Rest wieder in die Toilette. Mit einem Teststreifen werden anschließend die Werte bestimmt.

Vaginale Untersuchung

In die drittletzte Spalte dieser Seite wird das Ergebnis einer vaginalen Untersuchung eingetragen.

Oftmals sehr unverständliche Zeichen sollen in den meisten Fällen die Länge des Gebärmutterhalses und den Muttermund beschreiben. Hier finden Sie Abkürzungen der Worte „Zervix erhalten" (wobei Zervix sowohl mit einem „Z" als auch mit einem „C" geschrieben wird) oder Abkürzungen für „Zervix verkürzt" oder „Zervix verbraucht". Dabei wird jeweils die Länge des Gebärmutterhalses erklärt. Die Beschreibung der Veränderung ist für uns wichtig, weil eine Verkürzung eine bevorstehende Geburt signalisiert. Findet die Verkürzung weit vor dem Entbindungszeitraum statt, droht eventuell eine Frühgeburt; findet sie rechtzeitig im Entbindungszeitraum statt, kündigt sie die normale Geburt an.

Durchaus ähnlich ist auch ein Weichwerden oder ein Öffnen des Muttermundes ein Zeichen in Richtung Geburt. Hier finden Sie meist „MM" als Abkürzung für das Wort Muttermund und dazu Abkürzungen wie „Fidu" für einen Muttermund, der für einen „Finger durchgängig" ist, oder eine Zahl, die eine Erweiterung in Zentimeter anzeigt.

Manche Hebammen und Frauenärzte untersuchen bei jedem Vorsorgetermin vaginal. Dann werden in diese Spalte gelegentlich auch Anführungszeichen oder das Wort „idem" eingetragen, die beide ausdrücken sollen, dass sich der erhobene Befund nicht von dem vorherigen Befund des letzten Monats oder der letzten Woche unterscheidet.

Eher selten finden wir noch die Abkürzung „o. B." für „ohne Befund". Damit können eine Vertretung oder Sie selber allerdings eher wenig anfangen.

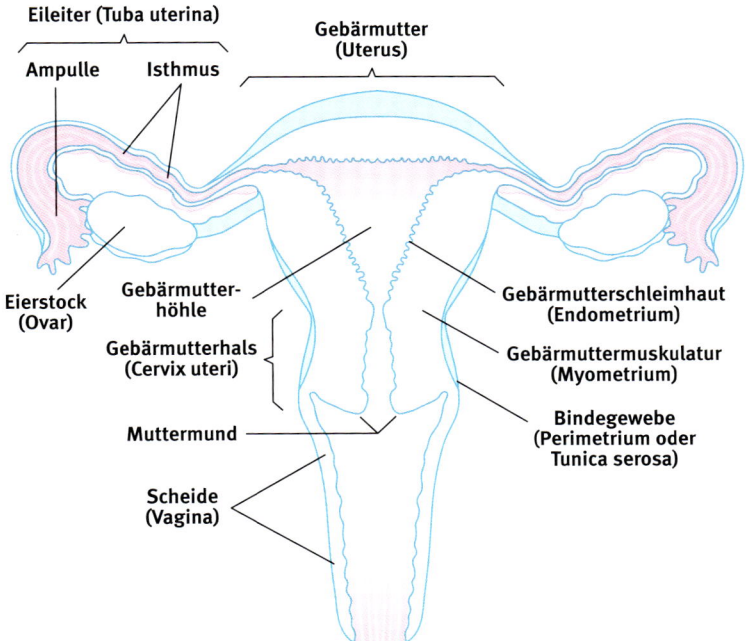

Der Aufbau der Gebärmutter.

Ob bei jedem Vorsorgetermin eine vaginale Untersuchung durchgeführt werden sollte, ist eher fraglich. Wenn keine neuen Ergebnisse zu erwarten sind, ist sie einfach überflüssig. Bitte lassen Sie sich durch ein gutes Argument der Hebamme oder des Frauenarztes überzeugen.

Besondere Befunde im Schwangerschaftsverlauf

Besondere Befunde im Schwangerschaftsverlauf, die wir bereits weiter oben erläutert haben, können in die vorletzte Spalte durch die entsprechende Nummer eingetragen werden. So lässt sich im Nachhinein bestimmen, zu welcher Zeit der Schwangerschaft diese Besonderheit erstmalig diagnostiziert wurde.

Meist wird dann in die letzte Spalte unter „Sonstiges/Therapie/Maßnahmen" zusätzlich eingetragen, welche weiterführende Untersuchung eingeleitet oder welches Medikament Ihnen verordnet wurde.

In dieser Spalte findet sich häufig auch ein Befund zum pH-Wert, der bei einer vaginalen Untersuchung durch Indikatorpapier bestimmt wird. Ein Wert von 4,0 zeigt an, dass das Scheidenmilieu oder die Scheidenflüssigkeit ausreichend sauer ist, sodass eine Entzündung der Scheidenhaut eher unwahrscheinlich ist. Werte von 5,0 oder höher dagegen gelten als Anzeichen einer Entzündung. Um eine Frühgeburt auszuschließen, die durch eine Scheidenentzündung hervorgerufen werden könnte, wird dann mit Medikamenten behandelt.

||| Fachbegriffe aus dem Mutterpass

Fundusstand	Höhenstand der Gebärmutter
Symphyse	die vordere Verbindung des knöchernen Beckens (Schambeinfuge)
Ödeme	Wassereinlagerungen im Gewebe
Varikosis	Krampfadern
RR	Blutdruck
Hämoglobin	eisenhaltiges Protein der roten Blutkörperchen

Kranksein in der Schwangerschaft

Auf der Seite 9 des Mutterpasses werden Besonderheiten eingetragen, die durch Krankheit oder gesundheitliche Gefährdung für Sie oder Ihr Kind aufgetreten sind. Im oberen Drittel der Seite kann wieder Bezug genommen werden zu der Auflistung der Diagnosen auf den Seiten 5 und 6. Eintragungen hier beziehen sich auf die Beschreibung der Besonderheiten und eine eventuell eingeleitete Maßnahme zur Gesundung.

In der Mitte dieser Seite werden Krankenhausaufenthalte während der Schwangerschaft eingetragen. Bitte lassen Sie sich jeweils erklären, was dort eingetragen wurde und welche Bedeutung dies für Sie oder Ihr Kind im Verlauf der Schwangerschaft hat.

Cardiotokographische Befunde

Das untere Drittel ist vorbehalten für die sogenannten CTG-Kontrollen. Dabei geht es um Aufzeichnungen am Herz-Wehen-Schreiber (kurz: CTG, für Cardiotokograph), einem Gerät, mit dem zugleich die Herztöne des Kindes und eventuell vorhandene Kontraktionen der Gebärmutter oder Wehen aufgezeichnet werden.

Eine Gefährdung kann dann vorliegen, wenn Sie noch vor dem Entbindungszeitraum Wehen verspüren, die zu einer Frühgeburt führen können. Sie kann auch dann gegeben sein, wenn durch eine Krankheit oder eine Minderversorgung des Kindes durch den Mutterkuchen Auffälligkeiten in der Herztonkurve verzeichnet werden.

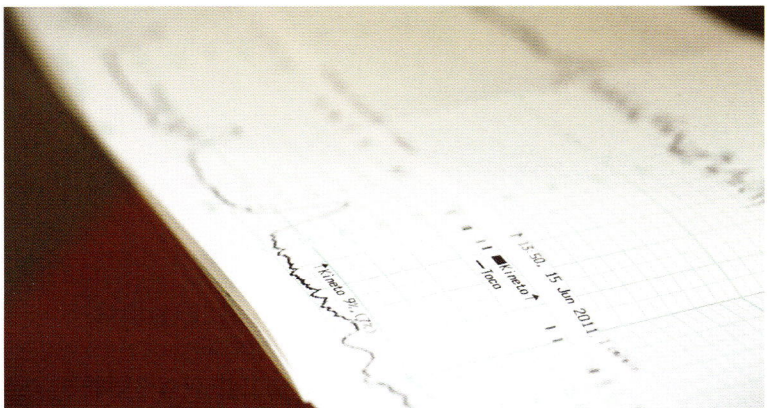

Der CTG zeichnet neben den Herztönen des Kindes auch Kontraktionen der Gebärmutter oder Wehen auf.

In die dafür vorgesehenen Zeilen im Mutterpass werden mit Datum und Schwangerschaftsalter Ihres Kindes Durchführung und Auswertung des CTGs eingetragen. Die „rechnerische Schwangerschaftswoche" kennen Sie bereits. Der Satz „Wir schreiben mal eben ein CTG" wird Ihnen im letzten Drittel der Schwangerschaft häufiger begegnen. Obwohl ein CTG geschrieben werden soll, wenn ein Verdacht auf vorzeitige Wehen besteht oder ein Abhören der Herztöne mit dem Hörrohr Unregelmäßigkeiten gezeigt hat, werden in vielen gynäkologischen Praxen fast routinemäßig CTG-Kontrollen bereits ab der 28. Schwangerschaftswoche durchgeführt.

Zur Beurteilung wird oftmals ein Schema benutzt, das die Herztöne Ihres Kindes in Bezug auf eventuelle Kontraktionen der Gebärmutter bewertet.

Der Fischer- und der FIGO-Score

Mit dem sogenannten Fischer-Score werden bis zu zehn Punkte vergeben. Ihrem Kind geht es gut, wenn eine hohe Punktzahl (acht bis zehn Punkte) erreicht wird. Dann steht in Ihrem Mutterpass (bei der CTG-Kontrolle) zum Beispiel die Bemerkung „Fischer-Score 10, keine Wehen".

Durch die vier FIGO-Kriterien der Internationalen Vereinigung für Gynäkologie und Geburtshilfe (FIGO) wird ein CTG nicht bepunktet, sondern als „normal", „suspekt" und „pathologisch" klassifiziert. Einer Beurteilung nach den FIGO-Kriterien begegnen Sie eher in einer Klinik als bei einer regulären Vorsorgeuntersuchung in der Praxis.

Ultraschalluntersuchungen

Mit Hilfe von Ultraschallwellen können einzelne Körperregionen des Ungeborenen auf einem Monitor dargestellt werden.

Laut Mutterschaftsrichtlinien ist in jedem Schwangerschaftsdrittel eine Ultraschalluntersuchung vorgesehen. Dies reicht bei normal verlaufenden Schwangerschaften aus, und weitere Ultraschalluntersuchungen führen nicht zu einer besseren Versorgung von Ihnen und Ihrem Kind. Sollten Auffälligkeiten bei einer Untersuchung gesehen werden, können diese natürlich – wenn nötig und möglich – durch weitere Ultraschalluntersuchungen abgeklärt werden.

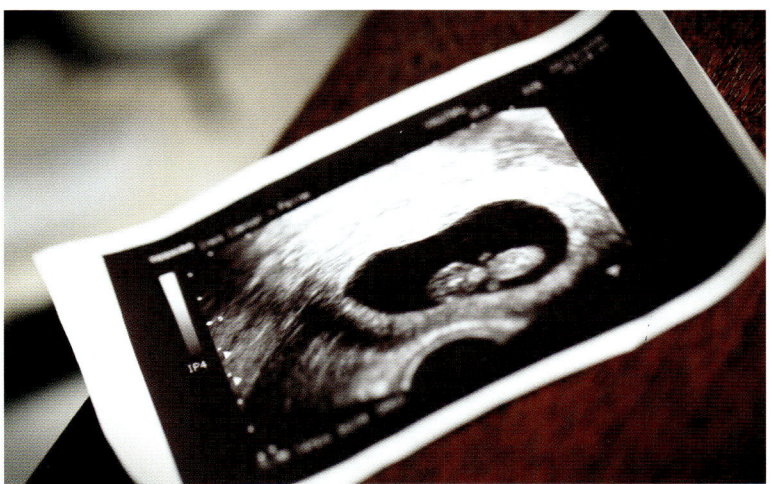

Die Ultraschallbilder geben Auskunft über das Wachstum Ihres Kindes.

Die erste Untersuchung in der 9. bis 12. Schwangerschaftswoche dient zur Berechnung des Geburtstermins, zur Erkennung von Mehrlingen und der Kontrolle der Herzaktion des Ungeborenen sowie zum Ausschluss einer Schwangerschaft, die sich nicht in der Gebärmutter befindet. Sollte sich gegebenenfalls abweichend vom errechneten Termin durch die Formel der Naegele-Regel ein anderer errechneter Entbindungstermin ergeben, dann wird dieser in die dritte Spalte eingetragen und dann auch weiter im Schwangerschaftsverlauf auf den Seiten 7 und 8 berücksichtigt.

Beim zweiten Ultraschall in der 19. bis 22. Schwangerschaftswoche wird nach Fehlbildungen gesucht. Dafür werden Organe und Gliedmaßen des Ungeborenen genau angesehen. Nach Absprache mit Ihrem Arzt werden Sie für diese Ultraschalluntersuchung eventuell zu einem Experten geschickt, zum sogenannten Fehlbildungsultraschall.

In der 29. bis 32. Schwangerschaftswoche findet die dritte routinemäßige Ultraschalluntersuchung statt. Jetzt geht es vorrangig um die Kontrolle des kindlichen Wachstums und der Fruchtwassermenge, die Bestimmung der Kindslage und die Überwachung der Plazentafunktion. Aber auch nach Fehlbildungen wird gesucht.

Aus den Werten, die in den rechten Spalten auf Seite 11 eingetragen werden, lässt sich die Größe des Kindes errechnen. Das macht das Ultraschallgerät ganz allein. Es nimmt den Mittelwert der einzelnen Daten und vergleicht diese mit einer Tabelle. Dabei wird keine Rücksicht darauf genommen, ob Sie selber eher groß oder klein sind.

Der Ultraschallkopf kann eine frühe Schwangerschaft noch gut in einem Bild darstellen, aber für zum Beispiel den gesamten Kopf eines Kindes kurz vor der Geburt ist er zu schmal. Deswegen sind Messungen in der Frühschwangerschaft noch ziemlich genau, aber Schätzungen vor der Geburt können bis zu etwa zehn Prozent vom tatsächlichen Gewicht des Kindes abweichen.

Hebammen meinen immer das Gewicht, wenn sie von der Größe des Kindes sprechen.

Spätestens bei den Ultraschalluntersuchungen wird Ihnen auffallen, dass wir immer das Gewicht meinen, wenn wir von der Größe des Kindes sprechen.

Auf den Seiten 12 und 14 des Mutterpasses ist Platz für weitere Ultraschalluntersuchungen.

||| Ultraschalluntersuchungen

Screening	systematisches Testverfahren
intrauterin	in der Gebärmutter befindlich
Embryo	Bezeichnung des Ungeborenen bis zum 75. Tag
V. a.	Verdacht auf …
Konsiliaruntersuchung	Untersuchung durch einen Berater
Plazenta	Mutterkuchen
Fetale Strukturen	zum Beispiel Arme und Beine des Ungeborenen
FS	Fruchtsackdurchmesser
SSL	Länge des Kindes vom Scheitel bis zum Po
BPD	Durchmesser des Kopfes von rechts nach links
FOD	Durchmesser des Kopfes von vorn nach hinten
KU	Kopfumfang
ATD	Durchmesser des Bauches von rechts nach links
APD	Durchmesser des Bauches von vorn nach hinten
AU	Bauchumfang
FL	Länge des Oberschenkelknochens
HL	Länge des Oberarmknochens

Wachstum des Ungeborenen

Auf Seite 13 des Mutterpasses können Sie die wichtigsten Messwerte der drei Ultraschalluntersuchungen eintragen.

Für die Scheitel-Steiß-Länge, den Kopf- und den Bauchdurchmesser sind sogenannte „Perzentilen" eingetragen. Diese sagen aus, wie viele der Kinder von 100 Kindern kleiner sind. Ein BPD-Wert (fachsprachlich: der biparietale Durchmesser, also der Querdurchmesser des kindlichen Kopfes) auf der 90. Perzentile bedeutet zum Beispiel, dass zehn Prozent der Kinder einen größeren beziehungsweise 90 Prozent einen kleineren Kopfdurchmesser haben als Ihr Kind.

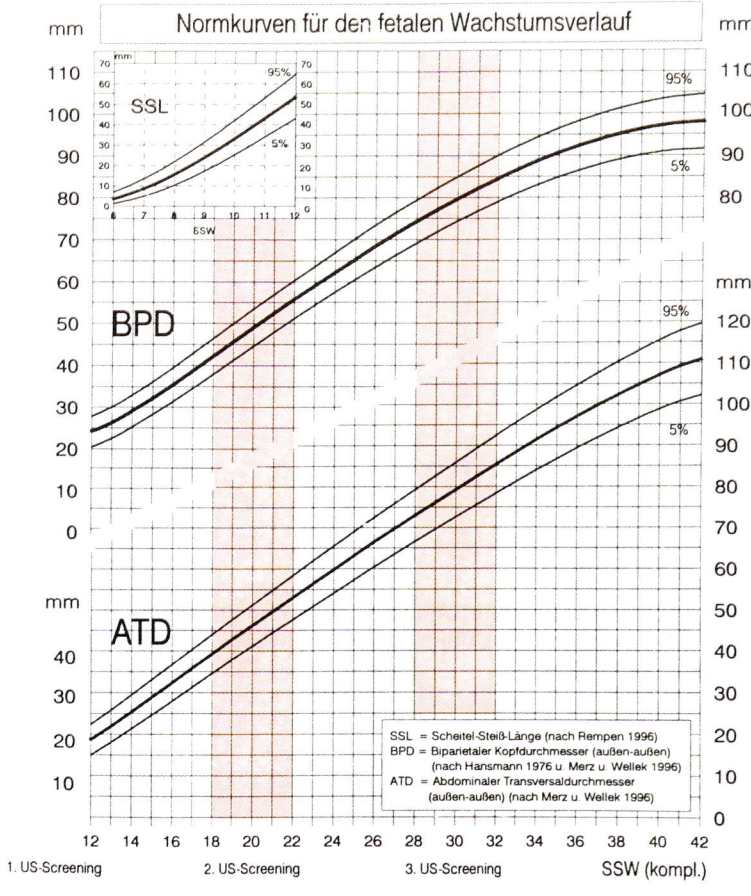

Zu groß, zu klein? Die Gewichtstabellen geben Auskunft.

Bei den Diagrammen sind jeweils unten die Schwangerschaftswochen eingetragen und rechts und links die Werte in Millimetern. Zudem ist die Zeitspanne der zweiten und dritten Ultraschalluntersuchung rosa eingefärbt.

Risikoberatung

Die Risikoberatung bezieht sich zunächst auf statistische Berechnungen. Es soll geklärt werden, ob für Ihr Kind eine erhöhte Wahrscheinlichkeit besteht, mit einer vererbbaren oder durch eine spontane Veränderung des Erbgutes auftretenden Besonderheit geboren zu werden.

Aber auch Ereignisse, die die Entwicklung Ihres Kindes gefährdet haben, weil Ihnen zu diesem Zeitpunkt Ihre Schwangerschaft noch nicht bekannt war, sollten besprochen werden. Gegebenenfalls wird man Sie an spezielle Beratungsstellen verweisen.

Untersuchungen des ungeborenen Kindes

Mithilfe einer Ultraschalluntersuchung wurde Ihre Schwangerschaft in der Regel bestätigt. Diese Methode kann Sie aber auch schon früh in Entscheidungen oder Sorgen versetzen, wenn an Ihrem Kind Auffälligkeiten festgestellt werden, auf die Sie in diesem Moment noch gar nicht vorbereitet sind. Deswegen gehört für uns bereits jede Ultraschalluntersuchung zur Pränataldiagnostik.

Andere Diagnoseverfahren werden Ihnen zusätzlich angeboten aufgrund Ihres Alters, aber auch, wenn in der Familie ein erhöhtes Risiko einer Fehlbildung vorliegt. Eine Garantie, dass Ihr Kind gesund auf die Welt kommt, können Sie mit all diesen Untersuchungen nicht bekommen, es werden immer nur bestimmte Erkrankungen oder Veränderungen ausgeschlossen oder bestätigt.

Oft ist es bei Auffälligkeiten leider so, dass die Ergebnisse z.B. einer Ultraschalluntersuchung zur Beurteilung der Gesundheit Ihres Kindes allein nicht ausreichend sind. Es müssten weitere Untersuchungen zur genauen Klärung der Untersuchungsergebnisse folgen.

Diese Situation ist schon sehr beunruhigend. Spätestens jetzt stellt sich die Frage nach den Konsequenzen, die daraus für Sie entstehen können: Wollen Sie überhaupt weitere Untersuchungen in Anspruch nehmen? Was ist, wenn es Hinweise auf eine Erkrankung Ihres Kindes gibt? Eine Therapie ist oft nicht möglich. Würden Sie im Falle eines entsprechenden Befundes die Schwangerschaft abbrechen wollen? Oder können und wollen Sie das Kind mit seinen Besonderheiten annehmen? Ist es hilfreich, eine oft nur ungefähre Ahnung des Ausmaßes der Behinderung bereits vor der Geburt zu kennen?

Moderne Untersuchungsmethoden können keine Garantien geben, aber Erkrankungen ausschließen.

Genau diese Fragen müssen vor einer ersten Untersuchung geklärt sein. Immer ist es Ihre Entscheidung, welchen Test Sie durchführen lassen möchten und welchen nicht. Statistisch gesehen bergen einige der Untersuchungen auch ein Risiko, ein Kind durch den Eingriff zu verlieren.

||| Pränataldiagnostik

Untersuchungen über Besonderheiten und Krankheiten Ihres Kindes werden durchgeführt zu einem Zeitpunkt, zu dem Sie sich für die Schwangerschaft entschieden haben und sich eigentlich als Einheit mit Ihrem Kind begreifen dürfen. Diese Untersuchungen können die unterschiedlichsten Gefühle in Ihnen auslösen: Eine Garantie, dass Sie ein gesundes Kind bekommen, können sie nicht geben.

Eltern, die durch eine Ultraschalluntersuchung über Auffälligkeiten unterrichtet wurden, stecken in einem besonderen Dilemma: Schaden weitere Untersuchungen der Entwicklung des Kindes oder können weitere Untersuchungen einen Anfangsverdacht auf eine bestimmte Veränderung widerlegen? Immer mehr Auffälligkeiten, die sich spontan zurückbilden, werden durch die immer besser werdende Technik entdeckt und müssen dennoch den Eltern mitgeteilt werden. Teilen Sie Ihre Gefühle mit anderen, denen Sie vertrauen, und lassen Sie sich bei Ihrer Hebamme einen Termin geben, um das Erlebte fachlich zu besprechen.

Ein Kind oder Mehrlinge?

Früher kam es gelegentlich vor, dass Eltern erst sehr spät in der Schwangerschaft davon erfuhren, dass sie Zwillinge oder Drillinge erwarten. Diese Überraschung wird heute durch die Ultraschalluntersuchung schon sehr früh mitgeteilt. Von etwa 85 Paaren erwartet eines Zwillinge, von 85 mal 85 Paaren erwartet ein Paar Drillinge und von 85 mal 85 mal 85 Paaren ein Paar Vierlinge. Das besagt die sogenannte Hellinsche Regel, wenn natürliche Bedingungen zugrunde gelegt werden. Dabei entstehen von vier Zwillingspaaren etwa drei durch Befruchtung von zwei gleichzeitig gereiften Eizellen (zweieiige Zwillinge) und ein Zwillingspaar durch Teilung nur einer befruchteten Eizelle (eineiige Zwillinge). Nicht mitgerechnet sind Zwillingsschwangerschaften, die vermehrt nach Behandlung mit Hormonen oder durch assistierte Befruchtung in der Reproduktionsmedizin entstehen.

Messung der Nackenfalte

Beim Nackentransparenztest wird, mithilfe des Ultraschalls, die Stärke der Nackenfalte des Ungeborenen gemessen, also eine Hautfalte am Hals zwischen Hinterkopf und Schultern. Durch Flüssigkeitsansammlung ist dieser Bereich zwischen der 12. und 14. Schwangerschaftswoche verdickt. Wird ein als statistisch normal geltender Wert überschritten, kann dies ein Hinweis auf eine Chromosomenabweichung, einen Herzfehler oder andere Fehlbildungen sein. Aber auch bei gesunden Ungeborenen kommt es hin und wieder zu einer stärkeren Verdickung, sodass, zur genauen Abklärung, weitere Untersuchungen notwendig sind.

Dopplersonografie

Die Dopplersonografie ist ein spezielles Ultraschallverfahren, mit dem zum Beispiel eine schlechte Durchblutung der kindlichen Gefäße und der Plazenta erkennbar wird. Auch bei einem Verdacht auf eine Herzerkrankung oder einen Herzfehler kann auf diesem Weg eine genauere Diagnose gestellt werden. Diese Ultraschalluntersuchung wird nicht in der Frühschwangerschaft durchgeführt, weil dafür eine zehnfach höhere Energie als bei einer normalen Ultraschalluntersuchung eingesetzt wird.

Erst-Trimester-Screening

Für diesen Test werden die Befunde einer Blutuntersuchung der werdenden Mutter, das Ergebnis aus der oben beschriebenen Messung der Nackenfalte und das Alter der Schwangeren benötigt. Aus der Kombination dieser Daten kann – mithilfe eines Computerprogrammes – die Wahrscheinlichkeit einer kindlichen Chromosomenveränderung errechnet werden. Hat die Auswertung eine wahrscheinliche Erhöhung ergeben, wird für genauere Angaben eine Fruchtwasseruntersuchung (Amniozentese) oder die Entnahme einer Gewebeprobe der Plazenta (Chorionzottenbiopsie) empfohlen.

Triple-Test

Aus dem mütterlichen Blut wird die Konzentration von drei unterschiedlichen Substanzen gemessen. In Verbindung mit der errechneten Schwangerschaftsdauer (am Tag der Blutentnahme), dem Alter und dem Gewicht der Mutter wird die Wahrscheinlichkeit von Auffälligkeiten ermittelt. Da allein das genaue Schwangerschaftsalter oftmals nicht genau bestimmt werden kann, kommt es leicht zu falschen Ergebnissen. Der Test wird daher heute in der Regel nicht mehr durchgeführt.

Beurteilt wird in der 15. bis 18. Schwangerschaftswoche die Wahrscheinlichkeit eines Downsyndroms (Trisomie 21), anderer Chromosomenbesonderheiten oder eines offenen Rückens, eines sogenannten Neuralrohrdefektes. Eine genaue Diagnose ist jedoch nicht möglich, dafür müssen weitere Untersuchungen folgen. Der Triple-Test ergibt häufig ein falsches positives Ergebnis, das heißt, er kommt zu einem auffälligen Ergebnis, obwohl sich bei späteren Untersuchungen keine Besonderheit zeigt.

Gewebeprobe (Chorionzottenbiopsie)

Zur Chorionzottenbiopsie, also der Entnahme einer Gewebeprobe, wird geraten, wenn ein Verdacht auf eine vererbbare Krankheit besteht oder die Ultraschalluntersuchung auffällig war. Der Untersuchungszeitraum ist die 10. bis 12. Schwangerschaftswoche. Unter Ultraschallsicht wird eine Hohlnadel durch die Bauchdecke in die Gebärmutter (Uterus) eingeführt. Aus dem sich bildenden Mutterkuchen werden Zellen entnommen, die denen der kindlichen Zellen entsprechen. Im Labor werden dann verschiedene Untersuchungen durchgeführt. Es können zwar Hinweise auf eine eventuelle Chromosomenanomalie oder unterschiedliche Erkrankungen Ihres Kindes gefunden werden, aber eine Aussage über die Ausprägung der Erkrankung gibt es nicht. Eine Chorionzottenbiopsie birgt das Risiko einer Fehlgeburt.

Fruchtwasseruntersuchung (Amniozentese)

Waren der Nackentransparenztest, das Erst-Trimester-Screening oder der Triple-Test auffällig, kann der Frauenarzt zur genaueren Beurteilung nahelegen, eine Fruchtwasseruntersuchung (Amniozentese) machen zu lassen. Auch erhöhte Antikörperwerte im Blut von Rh-negativen Schwangeren sowie ein Verdacht auf eine Chromosomenabweichung oder einen offenen Rücken (Neuralrohrdefekt) des Ungeborenen können ein Anlass für diese Untersuchung sein.

Routinemäßig wird diese Untersuchung aber auch allen Schwangeren ab dem 35. Lebensjahr angeboten. Wurde eine solche Fruchtwasseruntersuchung früher vor allem bei älteren Schwangeren empfohlen, sollte das Alter heute nicht mehr der einzige Grund für eine solche Untersuchung sein. Risiken einer Fehlgeburt sind abhängig von unterschiedlichen Kriterien, die sich sowohl auf die Schwangerschaftsdauer, die Bauchdecke und Gebärmutter der Mutter als auch auf die Routine des durchführenden Arztes beziehen. Zudem schwanken in Studien die Angaben für die Wahrscheinlichkeit einer Chromosomenveränderung beim Kind in einem bestimmten Alter der Mutter erheblich.

Bei der Fruchtwasseruntersuchung wird eine dünne Hohlnadel durch die Bauchdecke in die Fruchtblase eingeführt und ca. zehn bis 20 ml Fruchtwasser entnommen. Im Fruchtwasser befinden sich kindliche Zellen, die im Labor vermehrt und anschließend untersucht werden.

Bitte lassen Sie sich über die Vor- und Nachteile einer Fruchtwasseruntersuchung zuvor genau aufklären.

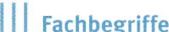

||| Fachbegriffe

Plazenta: Mutterkuchen
Amniozentese: Fruchtwasseruntersuchung
Chorionzottenbiopsie: Entnahme einer Gewebeprobe im Bereich der Plazenta
Punktion: das genaue Setzen einer Nadel zur Entnahme von Flüssigkeit

Ernährung, Medikamente, Genussmittel

Wenn Sie schwanger sind, sollen Sie sich gesund ernähren – in Ihrem eigenen Interesse und damit dem Ihres Kindes. Was besonders wichtig für Sie ist und wie Sie beispielsweise Sodbrennen und Übelkeit vorbeugen können, erfahren Sie bei den ersten Vorsorgeuntersuchungen. Frauen, die dauerhaft Medikamente einnehmen oder eine bestimmte Diät halten müssen, sollten dies mit ihrem Frauenarzt besprechen.

So essen Sie richtig!

Lebensmittel-gruppe	Lebensmittel, die keine oder sehr selten Lebensmittel-infektionen verursachen	Lebensmittel, die Schwangere aus Vorsorgegründen eher meiden sollten
Milch und Milch-erzeugnisse Sowohl Roh-milch als auch alle Erzeugnisse aus Rohmilch müssen gekenn-zeichnet sein!	▪ **wärmebehandelte** Milch (pasteurisiert, ultrahocherhitzt, sterilisiert) und **daraus herge-stellte Produkte** (z. B. Jogurt, Sauermilcherzeugnisse, Sahneerzeugnisse, Buttermilch)	▪ **nicht wärmebehandelte** Milch und daraus hergestellte Produkte (z. B. Rohmilch, Vorzugs-milch, Sauermilcherzeugnisse aus Rohmilch) ▪ **Milchmischgetränke** mit ungereinig-ten und nicht erhitzten Frucht-zusätzen (z. B. selbst hergestellte Milch-Shakes)
Käse Bei Käse immer die Rinde abschneiden! Käse aus Roh-milch muss gekennzeichnet sein! Käse aus pasteurisierter Milch wird in der Regel nicht extra gekenn-zeichnet.	▪ **Schnitt- und Weichkäse aus pasteurisierter Milch, ohne Rinde** (z. B. Butterkäse, Cheddar, Edamer, Gouda, Gorgonzola, Leerdamer, Morbier, Tilsiter, Brie, Camem-bert, Blauschimmelkäse) ▪ **Hartkäse auch aus Rohmilch, ohne Rinde** (z. B. Appenzeller, Bergkäse, Comté, Chester, Emmentaler, Greyerzer, Pecorino, Parmesan) ▪ industriell hergestellter und verpackter Feta, Frischkäse (-zubereitung), Hüttenkäse, Mascarpone, Mozzarella, Ricotta, Schafskäse ▪ Kochkäse, Schmelzkäse ▪ Backcamembert, Ofenkäse, Käsefondue, Raclette	▪ **Käserinde** generell ▪ **Schnitt- und Weichkäse aus Rohmilch** (z. B. Brie de Meaux, Brie de Melun, Morbier, Reblochon, Vacherin Mont d'Or, Rocamadour, Roquefort, Camembert) ▪ **Weichkäse mit Rotschmiere** (z. B. Limburger, Munster, Romadur) ▪ **Sauermilchkäse** (z. B. Handkäse, Harzer Roller, Korbkäse, Mainzer Käse, Olmützer Quargel, Spitzkäse, Stangenkäse) ▪ eingelegter Käse oder Frischkäse aus **offenen** Gefäßen in der Kühltheke (z. B. Feta, Schafskäse, Mozzarella)
Fleisch	▪ alle durchgegarten Fleisch- und Geflügelarten	▪ rohes und nicht durchgebratenes Fleisch (z. B. Steaks) ▪ **Rohfleischerzeugnisse** (z. B. Hackfleisch, Hackepeter, Mett, Tatar, Carpaccio)

Lebensmittel-gruppe	Lebensmittel, die keine oder sehr selten Lebensmittel-infektionen verursachen	Lebensmittel, die Schwangere aus Vorsorgegründen eher meiden sollten

Fleisch-erzeugnisse
 	
Fleisch-erzeugnisse möglichst zügig nach Einkauf und innerhalb von zwei Tagen nach Anbruch der Verpackung verbrauchen!
	■ unter Erhitzung hergestellte Fleischerzeugnisse als **Stück-ware oder Konserve,** wie
	  – **Brühwurst** (z.B. Bierwurst, Bierschinken, Bockwurst, Fleischwurst, Frankfurter und Wiener Würstchen, Gelb-wurst, Jagdwurst, Krakauer, Leberkäse, Lyoner, Mortadella, Weißwurst)
	  – **Kochwurst** (z.B. Corned Beef, Blutwurst, Leberwurst, Sülz-wurst, Zungenrotwurst, Fleisch- und Leberpasteten)
	  – **gegarte Pökelfleischerzeug-nisse** (z.B. gekochter Schin-ken, gekochtes Kasseler)
	■ Fleischsalat und Feinkostsalate **mit Konservierungsstoffen**
		■ **Rohwurst** (z.B. Cervelatwurst, Cabanossi, Chorizo, Katenwurst, Landjäger, Mettwurst, Plockwurst, Salami, Schlackwurst, Schmier-wurst, Teewurst, Zwiebelmettwurst)
		■ **rohe Pökelfleischerzeugnisse** (z.B. Bündnerfleisch, Katenschin-ken, rohes Kasseler, Lachsschinken, Nussschinken, Parmaschinken, Rauchfleisch, Räucherspeck, Rollschinken, Schinkenspeck, Serranoschinken)
		■ länger haltbare, unter Vakuum oder Schutzatmosphäre vorverpackte **Aufschnittware** aus Brüh- oder Kochwürsten, rohen und gegarten Pökelfleischerzeugnissen oder erhitzten Fleischteilen
		■ Fleischsalat und Feinkostsalate **ohne Konservierungsstoffe**

Fisch- und Fischerei-erzeugnisse	■ **gegarter Fisch** (z.B. Fischfilet, Fischstäbchen, Tiefkühl-Fisch) ■ **Brat- und Kochfischwaren** (z.B. Brathering, Bratrollmops, Hering in Gelee oder in Toma-tensoße, Rollmops in Gelee, Garnelen- und Krebsfleisch) ■ **heiß geräucherte Fischerzeug-nisse** (z.B. Bückling, Kieler Sprotten, Räucheraal, Räucher-forellen, Räuchermakrelen, Stremel-Lachs)	■ **roher Fisch** (z.B. Fisch-Carpaccio, Sushi, Sashimi) ■ **rohe Fischereierzeugnisse** (z.B. Austern, Garnelen, Shrimps) ■ **mild gesalzene, ungeräucherte Fischerzeugnisse** (z.B. Graved Lachs) ■ **stark gesalzene, stark gezuckerte oder stark gesäuerte Fisch-erzeugnisse** (z.B. Seelachs-schnitzel/Lachsersatz, Sardellen, Anchovisfilet, Appetitsild, Bismarck-hering, Kaviar, Kronsild, Matjes, marinierter Hering, Rollmops, Heringsstip, Heringsfilet, Heringshappen, Salzheringe, Matjes nordischer Art) ■ **kalt geräucherte Fischerzeugnisse** (z.B. geräucherte Lachsforelle, Räucherlachs, kalt geräucherter weißer Heilbutt) ■ **Feinkostsalate** mit Fisch (z.B. Heringssalat)

▶

Lebensmittel-gruppe	Lebensmittel, die keine oder sehr selten Lebensmittel-infektionen verursachen	Lebensmittel, die Schwangere aus Vorsorgegründen eher meiden sollten
Gemüse Gemüse und Salate vor dem Verzehr gründlich waschen oder schälen!	▪ gegartes Gemüse ▪ gründlich gewaschenes oder geschältes rohes Gemüse ▪ gründlich gewaschene Blatt-salate ▪ gegarte Sprossen und Keim-linge	▪ vorgefertigte Schnittsalate ▪ vorgefertigte Rohsalate (z.B. Krautsalat) ▪ ungewaschenes Rohgemüse, ungewaschener Blattsalat ▪ unerhitzte Sprossen und Keimlinge
Obst Obst vor dem Verzehr gründlich waschen oder schälen!	▪ erhitztes Obst (z.B. Obstkom-pott, Marmelade) ▪ gründlich gewaschenes oder geschältes rohes Obst	▪ ungeschältes oder ungewaschenes Obst ▪ unerhitztes Tiefkühlobst
Getreide-erzeugnisse	▪ Brot ▪ Backwaren, Gebäck ohne Füllung ▪ Getreideflocken, Müslis ▪ gegarte Getreideerzeugnisse, z.B. Breie	▪ rohes Getreide in Form von Frisch-kornbrei oder Keimlingen ▪ Backwaren mit Rohei-haltigen nicht durchgebackenen Füllungen oder Auflagen, z.B. Cremes oder Puddings
Getränke	▪ industriell hergestellte und abgepackte Gemüse- und Fruchtsäfte	▪ frisch gepresste Säfte an Saft-ständen
Verschiedenes	▪ industriell hergestellte Mayonnaise ▪ industriell hergestellte Süßspeisen mit Eiern ▪ industriell hergestellte und abgepackte Oliven ▪ industriell hergestellte und abgepackte Eiscremes	▪ vorgefertigte Sandwiches und belegte Brötchen ▪ angebrochene Verpackungen von Mayonnaise und Salatdressings (jeweils ohne Konservierungsstoffe) ▪ **rohe Eier** oder nicht ganz durch-gegarte Eier, Mayonnaise aus rohen Eiern, Salate mit Mayonnaise aus rohen Eiern, Süßspeisen mit rohen Eiern (z.B. Tiramisu, Mousse au chocolat, Zabaione) ▪ Oliven aus offenen Gefäßen in der Kühltheke ▪ Eiscreme mit ungereinigten, nicht erhitzten Fruchtzusätzen, Softeis, Sahne aus Sahnemaschinen

(c) www.aid.de; Stand Juli 2011
Quelle: aid infodienst Ernährung, Landwirtschaft, Verbraucherschutz e.V.; Internetseite: www.was-wir-essen.de
Unter folgender Seite wird die oben stehende Tabelle regelmäßig aktualisiert:
www.waswiressen.de/download/wwe_schwangere_lebensmittel.pdf
Autorin: Dr. Maike Groeneveld

Auch in der Schwangerschaft müssen Sie nicht für zwei essen, Ihr Energiebedarf ist erst in der zweiten Schwangerschaftshälfte nur wenig erhöht. Der Mehrbedarf entspricht etwa 300 kcal/Tag. Nur zum Vergleich: Eine Tafel Schokolade schlägt mit ca. 500 kcal zu Buche. Der Mehrbedarf wird häufig schon unwissentlich von den Schwangeren ausgeglichen. Ernähren Sie sich bereits ausgewogen, müssen sie an Ihrer Ernährung nicht viel ändern. Der Bedarf an Vitaminen und Mineralstoffen ist erhöht, das sollten Sie bei der Wahl der Lebensmittel berücksichtigen. Um Sodbrennen, Übelkeit oder Heißhunger vorzubeugen, ist es gut, wenn Sie regelmäßig essen und auch kleine Zwischenmahlzeiten nicht vergessen.

Empfehlenswert sind frisches Obst und Gemüse, das vor dem Schälen gewaschen werden sollte. Getreide und Getreideprodukte tragen zur guten Nährstoffversorgung bei, ebenso Milch und Milchprodukte aus wärmebehandelter Milch sowie verschiedene Käsesorten. Durchgegartes Fleisch, Geflügel und Seefisch dürfen und sollten ebenfalls auf Ihrem Speiseplan stehen.

Essen Sie gesund, aber nicht mehr als sonst!

Flüssigkeit: das richtige Maß

Eine vermehrte Flüssigkeitszufuhr ist in der Schwangerschaft nicht notwendig. Allerdings trinken viele Frauen generell zu wenig.

Auf Rohmilchprodukte und rohes Fleisch sollten Schwangere hingegen unbedingt verzichten. Zu groß ist die Gefahr, sich mit Salmonellen, Toxoplasmose- und Listeriose-Erregern zu infizieren. Auch streichfähige Mettwurst oder luftgetrocknete Salami, nicht durchgegarte Eier (zum Beispiel in Mayonnaise und Tiramisu!) und ungewaschenes Obst und Gemüse sollten Sie jetzt besonders meiden. Wegen der erhöhten Schadstoffkonzentration sind Innereien nur höchstens einmal in zwei bis drei Wochen empfehlenswert. Auf Leber sollten

Sie wegen des zu hohen Vitamin-A-Gehaltes im ersten Schwanger-schaftsdrittel ganz verzichten.

||| Listerien

Listerien sind Bakterien, die häufig bei Tieren vorkommen und sich somit vor allem im Tierkot finden. Die Erreger sind im landwirtschaftlichen Bereich weit verbreitet. Eine Listeriose-Infektion kann zur Fehlgeburt oder auch zur Ansteckung des Kindes führen. Auf den Verzehr von Rohmilchprodukten, Fleisch sowie rohen Eiern sollte in der Schwangerschaft deshalb verzichtet werden. Waschen Sie Salat und Gemüse gründlich.

Arzneimittel in der Schwangerschaft

Medikamente sollten Sie in der Schwangerschaft nur nach Absprache mit Ihrem Arzt oder Ihrer Hebamme einnehmen: Immer wird auch

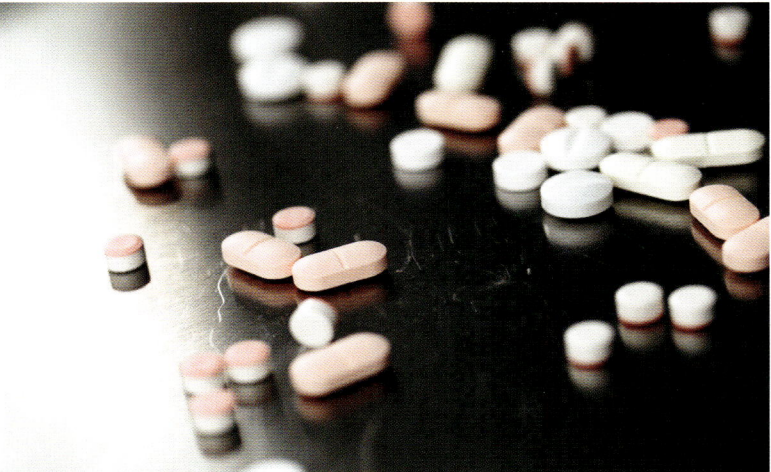

Arzneimittel sollten Sie nur nach Absprache mit Ihrem Arzt oder Ihrer Hebamme einnehmen.

Ihr Kind mitbehandelt. Ob und wie stark die Entwicklung des Ungeborenen von einem Medikament beeinträchtigt wird oder es sogar Schaden nimmt, ist von verschiedenen Faktoren abhängig. So muss geklärt sein, ob der Wirkstoff für eine Behandlung in der Schwangerschaft geeignet ist. Auch die Dosierung der Medikation und das Entwicklungsstadium des Kindes zum Zeitpunkt der Einnahme sind ausschlaggebend für die Verträglichkeit eines Medikaments.

Bei leichteren Erkrankungen, zum Beispiel einer Erkältung, können Sie sicher auf eine Medikamenteneinnahme verzichten, wenn Sie wissen, dass hier oft das Risiko für Ihr Kind höher ist als der Nutzen für Ihre eigene Gesundheit. Bei schwereren Erkrankungen hingegen lässt sich eine Arzneimitteltherapie nicht immer vermeiden. Hinterfragen Sie die Einnahme in jedem Fall kritisch, ohne sich selbst zu schaden.

||| Kompetente Auskunft zu Arzneimittelrisiken in Schwangerschaft und Stillzeit gibt die

Beratungsstelle für Embryotoxikologie
Spandauer Damm 130, Haus 10, 14050 Berlin
Telefon 030 30686-734, www.embryotox.de

Alkohol: Ein Gläschen in Ehren ...?

Es gibt viele Untersuchungen zum Thema Alkohol in der Schwangerschaft. Klar belegt ist, dass große Mengen Alkohol zu schweren Erkrankungen des Ungeborenen führen. Aber auch regelmäßiger Verzehr kleiner Mengen, etwa eines Glases Wein täglich, kann die Entwicklung Ihres Kindes beeinträchtigen. Zu der Frage, bis zu welcher Menge der Alkohol nicht schädigend wirkt, gibt es keine Angaben. Die Empfehlungen lauten deshalb, im gesamten Schwangerschaftsverlauf auf Alkohol zu verzichten.

Haben Sie zu einem Zeitpunkt, an dem Sie noch nichts von Ihrer Schwangerschaft wussten, eine größere Menge Alkohol getrunken, scheint sich die Natur selbst zu helfen. Es wird davon ausgegangen, dass der Embryo entweder so stark geschädigt ist, dass er verloren geht oder sich ein gesundes Kind entwickelt. Diese Aussage ist wissenschaftlich nicht belegt, es spricht aber einiges für die Richtigkeit dieser Annahme.

Zigaretten

Nikotin und weitere Schadstoffe jeder Zigarette gelangen ungehindert über die Plazenta direkt zum Kind. So steigt während des Rauchens einer Zigarette die Herzfrequenz des Ungeborenen nachweislich an. Durch Rauchen verengte Blutgefäße führen zu einer Minderversor-

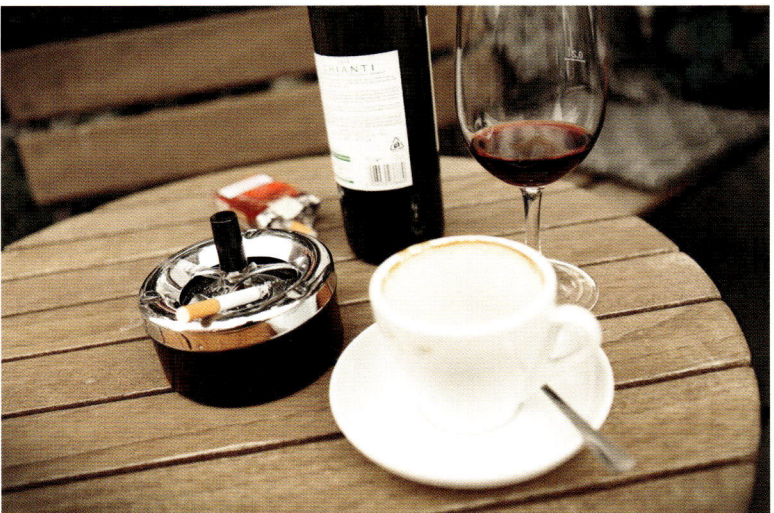

Tun Sie Ihrem Kind einen Gefallen und rauchen und trinken Sie nicht in der Schwangerschaft. Kaffee hingegen dürfen Sie genießen – in Maßen, versteht sich.

gung des Kindes. Dadurch bleiben oft der Mutterkuchen und auch das Kind kleiner. Und es führt dazu, dass die Organe Ihres Kindes bei der Geburt nicht so reif oder ausreichend belastbar sind wie bei Kindern, deren Mütter nicht geraucht haben. Ihr Risiko für eine Frühgeburt sinkt auf die Hälfte, wenn Sie Ihren Zigarettenkonsum einstellen.

Falsch ist es zu behaupten, dass man nicht von heute auf morgen sofort mit dem Rauchen aufhören könne, weil das Kind sich langsam ans Nichtrauchen gewöhnen müsse. Jede Zigarette, die Sie nicht geraucht haben, ist gut!

Das Risiko des plötzlichen Säuglingstodes (Sudden Infant Death Syndrome, SIDS) ist bei Kindern von Frauen, die in der Schwangerschaft geraucht haben, erhöht. Zudem besteht die Möglichkeit, dass das Neugeborene an seinen ersten Lebenstagen an Entzugserscheinungen leidet. Die Liste der Beeinträchtigungen des Kindes kann unendlich fortgesetzt werden.

Schaffen Sie die Entwöhnung nicht ohne Unterstützung, sprechen Sie Ihre Hebamme oder Ihren Arzt an.

Rauchfrei in der Schwangerschaft

Eine Broschüre der Bundeszentrale für gesundheitliche Aufklärung mit dem Titel „Ich bekomme ein Baby – rauchfrei in der Schwangerschaft" nennt Ihnen gute Gründe, mit dem Rauchen aufzuhören.

Leichter fällt es Ihnen mit der Unterstützung Ihres Partners. Auch Passivrauchen birgt Gefahren für das ungeborene und geborene Kind und ist ebenfalls zu vermeiden.

||| **Ich bekomme ein Baby – rauchfrei in der Schwangerschaft**
Die Broschüre gibt es bei der Bundeszentrale für gesundheitliche Aufklärung (BZgA): www.bzga.de

Job, Sport, Reisen

Zu Ihrem Schutz und dem Ihres Babys gibt es für das Arbeitsleben besondere Regelungen, wenn Sie schwanger sind. Auch wenn diese eingehalten werden: Achten Sie auf sich, bevor Ihnen Dinge zu beschwerlich werden oder Ihnen oder Ihrem Kind schaden. Delegieren Sie Arbeiten an Ihre Kollegen oder lassen Sie sich helfen.

Sich sportlich zu betätigen oder Reisen zu unternehmen hingegen bedeutet für viele Stressabbau und Erholung. Deshalb sollte besonders der Sport weiterhin auf Ihrem Stundenplan stehen, wenn Sie schwanger sind. Auch gegen das Reisen spricht im Grunde nichts. Riskantere Sportarten und besonders weite Reisen sollten Sie allerdings auf später schieben.

No Sports? Ganz im Gegenteil: Bewegen Sie sich!

Arbeitswelt

Ihr Arbeitgeber trägt die Verantwortung dafür, dass Ihr Arbeitsplatz so eingerichtet ist, dass keine gesundheitliche Gefahr für Sie oder Ihr Kind zu erwarten ist. Arbeiten, bei denen Sie ständig stehen oder sitzen müssen, bei denen sie körperlich schwer arbeiten oder sich erheblich strecken und beugen müssen, die eine erhöhte Unfallgefahr haben oder bei denen Sie mit gesundheitsgefährdenden Stoffen umgehen, dürfen Sie nicht ausführen.

Der Arbeitgeber ist verpflichtet, Ihren Arbeitsbereich gegebenenfalls entsprechend zu verändern oder Ihnen ein Beschäftigungsverbot auszusprechen, wenn eine Veränderung der Arbeitsbedingungen nicht möglich ist.

Aber auch Ihr Frauenarzt hat die Möglichkeit, Ihnen ein Beschäftigungsverbot bis zum gesetzlichen Mutterschutz zu attestieren, wenn er feststellt, dass bei Fortführung der Arbeit eine gesundheitliche Gefährdung zu erwarten ist. Er kann auch ein Attest für leichtere Arbeit oder eine verkürzte Arbeitszeit ausstellen.

Was in Ihrem speziellen Fall erlaubt ist, hängt von Ihrer beruflichen Tätigkeit ab. Nähere Informationen zu den einzelnen Arbeitsbereichen hält das Bundesjustizministerium im Internet unter www.gesetze-im-internet.de in der Rubrik „Gesetze/Verordnungen" unter dem Stichwort „MuSchG" (Mutterschutzgesetz) bereit. Weitere Informationen zu Ihren Rechten als werdende Mutter finden Sie zudem im Kapitel „Rechtliche Fragen".

Sport

Von gymnastischen Übungen über den Dauerlauf bis zum Mannschafts- und Leistungssport zählt alles zum Sport. Und genauso vielfältig sind die Antworten, die Sie auf die Frage erhalten, ob Sie weiterhin Ihren Sport betreiben können.

Generell ist Ihr Kind in der Gebärmutter gut geschützt und allzu viel Bewegung wird durch Fruchtwasser gedämpft.

Eine Schwangerschaft stellt aber von Anfang an auch Anforderungen an Ihren Körper, sodass Sie schneller außer Atem geraten oder sich nicht mehr so fit fühlen. Zudem verlagert sich Ihr körperlicher Schwerpunkt durch die Gewichtszunahme des Bauches zunehmend nach vorne. Größere Brüste und der Bauch können, für Sie ungewohnt, nach mehr Halt verlangen.

Zusätzlich erhitzt sich Ihr Körper durch Anstrengung. Die Körpertemperatur Ihres Kindes ist jeweils etwa noch ein halbes Grad höher als die Ihrige.

Betreiben Sie zunächst den Sport weiter, den Sie auch vor der Schwangerschaft gewohnt sind! Sobald körperliche Zeichen Ihnen eine Überforderung signalisieren, machen Sie weniger oder anderen Sport!

Wegen möglicher Überhitzung sollten Sie auf Saunagänge mit hohen Temperaturen zumindest in den ersten drei Monaten der Schwangerschaft verzichten.

Sportarten, bei denen Sie durch die ungewohnte Gewichtsverlagerung vermehrt stürzen könnten oder Ihr Kind Schläge auf den Bauch erhalten könnte, sollten spätestens dann eingestellt werden, wenn die Gebärmutter über dem Schambein zu ertasten ist.

Dass Sie sich sportlich betätigen, wird ausdrücklich empfohlen. Tanzen, Schwimmen, Radfahren, Wandern und auch leichtes Muskeltraining sind für das eigene Wohlergehen gut geeignet und helfen beim Stressabbau. Überanstrengende Sportarten und stark hüpfende Bewegungen sowie solche mit schnellen Richtungsänderungen sollten Sie meiden.

Sprechen Sie mit Ihrem Arzt oder Ihrer Hebamme über das rechte Maß an Sport, vor allem, wenn Sie schon einmal eine Fehlgeburt hatten oder vaginale Blutungen haben.

Reisen

Auch in der Schwangerschaft müssen Sie natürlich auf Reisen nicht verzichten. Es gelten die üblichen Empfehlungen bei Reisen mit dem Auto. Sie sollten oft genug eine Pause einlegen und sich dabei ein wenig bewegen. Vielleicht ist auch eine Bahnreise angenehmer oder ein kurzer Flug, der lange Autofahrten erspart.

Probleme sind eher bei Reisen mit entfernteren Zielen zu erwarten. Schwangere, die im Ausland wohnen oder dort Verwandte haben, die sie öfter besuchen, können diese Reisen bei normaler Schwangerschaft weiterhin durchführen. Sie haben den Vorteil, dass sie die hygienischen Verhältnisse und die ärztliche Versorgung am Zielort bereits kennen und sich auch an das Essen dort bereits gewöhnt haben. Ein Unbedenklichkeitszeugnis, das Fluggesellschaften auch schon weit vor dem Entbindungszeitraum für einen Flug gelegentlich fordern, erhalten Sie von Ihrem Arzt.

Nicht jede Fluggesellschaft nimmt Schwangere ohne Weiteres mit.

Schwangere, die eine Urlaubsreise mit einem zuvor nicht bekannten Ziel planen, sollten diese detailliert besprechen. Gibt es Ärzte vor Ort, mit denen Sie sich verständigen können, können Sie Reisekrankheiten ertragen ohne die sonst üblichen Medikamente und bietet die Reise genug Zeit zur Erholung zwischendurch?

Vorab wäre auch zu klären, ob bestimmte Impfungen für das Urlaubsland empfohlen sind und ob Sie diese als Schwangere erhalten dürfen.

Lange Flugreisen bergen zudem in der Schwangerschaft ein erhöhtes Risiko für eine Thrombose.

Geraten Sie nicht in Panik. Eventuell ist eine Fernreise mit Kind in den kommenden Jahren einfacher zu gestalten als in der Schwangerschaft.

Hilfe bei Schwangerschafts-beschwerden

Eine Schwangerschaft verändert Sie physisch und psychisch. Eigentlich bleibt – zumindest bei der ersten Schwangerschaft – nichts so, wie es vorher war. Das Gewicht des Kindes mit Mutterkuchen und Fruchtwasser macht etwa fünf bis sechs Kilogramm aus. Hinzu kommen weitere Pfunde durch Zunahme an Muskelmasse und zusätzlicher Flüssigkeit bei der Mutter. Nicht zu unterschätzen: die Macht der Hormone. Die sorgen für ein geschmeidiges Knorpelgewebe, sie können Turbulenzen bei bisherigen Krankheiten auslösen oder diese zeitweise besänftigen. Außerdem wirbeln sie den Gefühlshaushalt kräftig durcheinander. Kein Wunder, wenn der Magen rebelliert, der Rücken sich nur schwer an das neue Gewicht gewöhnen kann und Schwangere weniger belastbar sind …

Ziehen in der Brust

Viele Frauen werden durch ein Ziehen in der Brust darauf aufmerksam gemacht, dass sie schwanger sein könnten. Bereits ganz früh in der Schwangerschaft reagiert die Brust auf eine veränderte Hormonlage, indem sie etwas größer wird und sich auf die Milchproduktion vorbereitet. Die Natur will es so, dass auch ein Frühgeborenes, das schon in der 25. Schwangerschaftswoche geboren wird, Muttermilch erhalten kann.

Zudem werden die Brustwarzen eventuell empfindlicher und der Warzenvorhof, der um die Brustwarze herum etwas dunkler eingefärbt erscheint, wird noch dunkler.

Wenn Sie das Spannungsgefühl als unangenehm und störend empfinden, können Sie sich helfen, indem Sie Ihre Brust mit einem warmen Bad oder einer weiteren Kleiderschicht wärmen. Sie können auch versuchen, einen festeren BH zu tragen, der die Brust etwas stabilisiert.

Die eigentliche Milchproduktion kommt erst nach der Geburt durch eine veränderte Hormonlage in Gang. Nach dem fünften Schwangerschaftsmonat kann es aber in bestimmten Situationen zu einem Kribbeln in den Brustwarzen kommen, aus denen anschließend ein paar Tropfen der sogenannten Vormilch austreten.

Rückenschmerzen

Der Rücken ist oftmals schon vor der Schwangerschaft eine Schwachstelle des Körpers, bei der jeder Wirbel der gesamten Wirbelsäule betroffen sein kann. Durch die Hormonumstellung kommt es zu einer Auflockerung der Bänder und Knorpelschicht. Und jedes Gramm, das der Körper am Bauch zunimmt, muss der Rücken durch eine veränderte Körperhaltung ausgleichen.

Nur selten begegnen wir einer Schwangeren, die sich nur mühsam im Watschelgang vorwärtsbewegt. Hatten wir früher Frauen, die sich den Schutz der Schwangerschaft auch äußerlich durch eine zu bemitleidende, schwere Gangart erkämpfen mussten, können heutige Schwangere aufrecht und selbstbewusst auftreten.

Vielleicht hilft Ihnen allein diese Vorstellung. Versuchen Sie beim Gehen ein Hohlkreuz zu vermeiden durch nur ein wenig Spannung im Unterbauch. Oder lehnen Sie Ihren Rücken gelegentlich gegen eine Wand, um Ihre Haltung zu überprüfen und anschließend gegebenenfalls zu korrigieren.

Sind Rückenschmerzen erst einmal da, werden sie auch schnell beschwerlich. Durch Angst vor weiteren Schmerzen kommt es oft zu Fehl- oder Schonhaltungen, die für weitere Verspannungen sorgen. Massagen und Wärme zur Entspannung, Übungen zum Lösen von Blockaden und zur Kräftigung der Rückenmuskulatur können Ihnen helfen. Eventuell wird Ihnen auch ein schmerzlösendes Medikament verschrieben.

Beobachten Sie, wann und wodurch Rückenschmerzen ausgelöst werden. Manchmal ist es auch die Matratze in Ihrem Bett, die das erhöhte Gewicht nicht mehr ausgleichen kann.

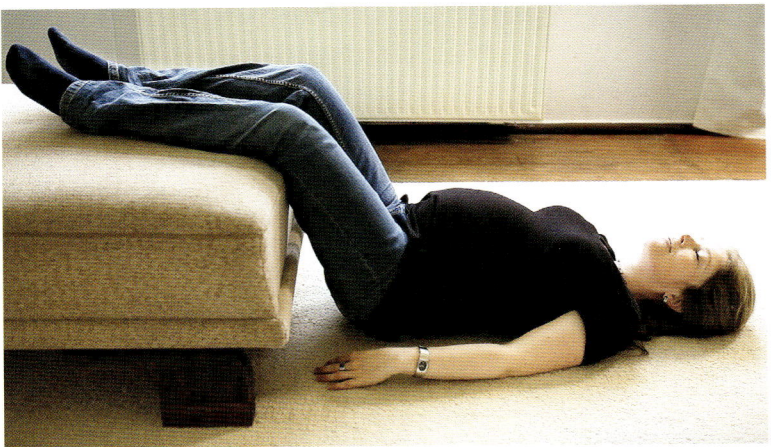

Die Stufenlagerung hilft bei Rückenschmerzen. Sie löst Verspannungen und wirkt einem Hohlkreuz entgegen.

Schmerzen im Beckenbereich

Der Beckenring ist normalerweise aus drei Knochen gebildet. Er sorgt für Halt und lässt es zu, dass wir uns sicher in alle Richtungen frei bewegen können. Durch die Hormonumstellung in der Schwangerschaft werden die Knorpelgelenke zwischen Kreuzbein und Beckenschaufeln und an der vorderen Verbindung – dem Schambein – aufgeweicht.

Das Kreuzbein ist aus Wirbelkörpern entstanden, die zusammengewachsen sind. Es ist nach oben hin frei beweglich mit der Wirbelsäule verbunden und schließt nach unten mit dem Steißbein ab. Wer schon einmal auf sein Steißbein gefallen ist, wird sich erinnern, wie schmerzhaft dies ist. Rechts und links ist das Kreuzbein durch ein Knorpelgelenk mit dem sogenannten Darmbein verbunden. Gerade diese Verbindungen können sehr schmerzhaft sein, wenn das Gelenk nur minimal verschoben ist.

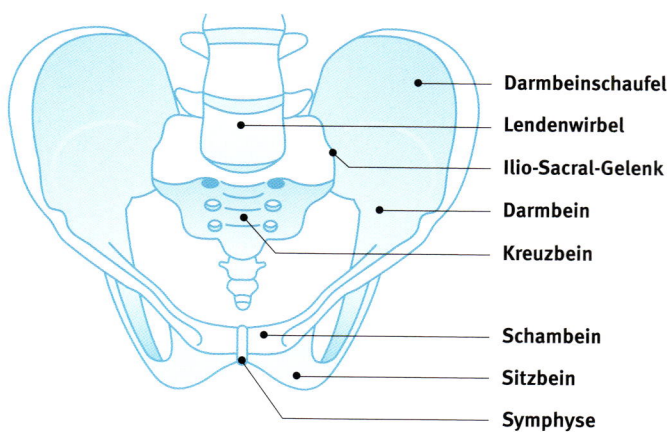

Darmbeinschaufel

Lendenwirbel

Ilio-Sacral-Gelenk

Darmbein

Kreuzbein

Schambein

Sitzbein

Symphyse

Darstellung des weiblichen Beckens.

Was Sie gegen Schmerzen tun können? Vermeiden Sie allzu schweres oder ständig einseitiges Heben. Lassen Sie Geschwisterkinder auf den Stuhl steigen, bevor Sie sie auf den Arm nehmen. Überlassen Sie volle Getränkekisten Ihrem Partner oder anderen Helfern.

Das gleiche gilt auch für Schmerzen in der Schambeingegend. Durch die Erweichung des Knorpelgelenks kann sich die Schambeinfuge mehrere Zentimeter auseinanderziehen. Das führt dazu, dass der sonst gewohnte Halt des Beckenringes verloren geht. Die Füße müssen dann ganz bewusst nach vorne gesetzt werden, um auch nach vorne gehen zu können.

Um aus dem Bett zu kommen, ist es dann oft ratsam, dies über den Vierfüßlerstand zu bewältigen. Wie beim Krabbeln ist man dabei auf Hände und Knie gestützt.

Ganz gute Erfahrung machen Schwangere mit einem Beckengurt, der wie ein Gürtel mit Klettverschlüssen den Beckenring von außen stabilisiert. Der Gürtel muss so tief sitzen, dass er über den Oberschenkelknochen geführt ist. Das ist ziemlich unbequem beim Sitzen, für das Laufen aber sehr entlastend.

Ein entsprechendes Rezept erhalten Sie im Bedarfsfall von Ihrem Arzt.

||| Anatomie des Beckens

Knochen:
Kreuzbein
Darmbein
■ Darmbeinschaufel (Beckenkamm)
■ Sitzbein
■ Schambein
Steißbein

Verbindungen:
■ Ileo-Sacral-Gelenk zwischen Darmbeinschaufel und Kreuzbein
■ Symphyse Schambeinfuge, zwischen den Schambeinen

Übelkeit und Erbrechen

Die morgendliche Übelkeit ist eines der sogenannten unsicheren Schwangerschaftszeichen. Zusammen mit einem Spannungsgefühl in der Brust und dem Ausbleiben der Monatsblutung erscheint eine Schwangerschaft aber schon sehr wahrscheinlich.

Die Übelkeit hält oft etwa drei Monate an und ist dann relativ plötzlich verschwunden. Wir kennen einige Fälle, bei denen die Übelkeit auch mit häufigem Erbrechen verbunden ist und auch über einen längeren Zeitraum anhält.

Die schwerste Form, die *Hyperemesis gravidarum*, führt zu einem starken Flüssigkeitsverlust und einer schweren Störung des Elektrolythaushaltes. Sie ist zwar selten anzutreffen und muss in einer Klinik therapiert werden, ist aber – früh genug behandelt – nicht mit einer Gefahr für das Kind verbunden.

Warum der Körper mit Übelkeit durch Essen oder auch schon durch das Riechen von Nahrungsmitteln reagiert, ist bis heute nicht ganz klar. Es gibt auch keine eindeutigen Rezepte dagegen, da jede Schwangere auf die Nahrungsmittel unterschiedlich reagiert. Generell gelten aber zum Beispiel Kartoffeln, Reis und Möhren als gut verträglich.

Fette und stark gewürzte Speisen sind eher zu meiden. Medikamente werden gerade in der Frühschwangerschaft nicht gern verordnet.

Sie müssen sich selbst gut beobachten und einiges ausprobieren. Vielleicht kennt sich Ihre Hebamme mit alternativer Medizin aus und kann Sie mit Akupunktur, Aromatherapie, Bachblüten oder Homöopathie zusätzlich unterstützen.

Sodbrennen

Beim Sodbrennen wird ein Teil des angedauten Mageninhaltes, der eigentlich in Richtung Darm transportiert werden sollte, zurück in die Speiseröhre gedrückt. Das verursacht ein unangenehmes saures Brennen in der Speiseröhre, manchmal fast bis zum Hals hinauf.

Gelegentlich leiden schon Frauen in der Mitte der Schwangerschaft darunter. Häufiger tritt Sodbrennen auf, wenn die Größe des Kindes den Magen aus seiner ursprünglichen Lage verdrängt. Das Sodbrennen bessert sich dann nach den Senkwehen, etwa vier bis sechs Wochen vor der Geburt.

Das Kind wächst, der Magen reagiert mit Sodbrennen. Ändern Sie für eine Weile Ihre Essgewohnheiten!

Ähnlich wie bei der Übelkeit helfen bestimmte Nahrungsmittel nicht bei allen Frauen gleich gut. Gewöhnen Sie sich ein langsames und bewusstes Essen an. Kauen Sie sorgfältiger als sonst, nehmen Sie kleine Portionen und trinken Sie erst nach dem Essen etwas. Auch hier gilt, dass Sie scharf gebratene und kräftig gewürzte Speisen meiden sollten. Legen Sie sich nach dem Essen nicht gleich flach hin und vermeiden Sie eine gebückte Haltung.

Bei Ihren Bemühungen kann alternative Medizin unterstützend wirken. Nur wenn alle Maßnahmen nicht greifen, sollten Sie sich von Ihrem Arzt ein Medikament zur Linderung verschreiben lassen.

Hämorrhoidalleiden

Hämorrhoiden sind eigentlich als Schwellkörper für den Verschluss des Enddarmes zuständig und machen nur dann Beschwerden, wenn sie wie eine Krampfader erweitert sind und aus dem After hervortreten. Dann sind sie als Fremdkörper wahrnehmbar, fangen an zu jucken oder entzünden sich eventuell.

Schwangere sind durch die hormonelle Umstellung und durch die Geburt vermehrt davon betroffen.

Wenn Sie auch sonst zu Krampfadern neigen, können Sie dem Hämorrhoidalleiden vorbeugen, indem Sie sich oft ausruhen, dabei die Beine hoch lagern. Bei einer etwas zurückgelehnten Haltung können die Venen das Blut besser zum Herzen transportieren. Und sorgen Sie durch ausreichend viele Ballaststoffe in der Nahrung für einen regelmäßigen, weichen Stuhlgang.

Wenn bereits Beschwerden aufgetreten sind, sollten Sie unbedingt darauf achten, ein paar Hygieneregeln einzuhalten, um eine Entzündung zu vermeiden. Das geht am besten, indem Sie sich mit klarem Wasser waschen, sich anschließend vorsichtig trocken tupfen oder kühle Sitzbäder nehmen. Ihre Hebamme oder Ihr Frauenarzt wird Ihnen Badezusätze und Salben nennen, die zusammenziehend wirken und die Beschwerden lindern.

Hautjucken

Ein als lästig empfundenes Hautjucken am Bauch kann meist hormonell bedingt auftauchen und nach wenigen Tagen wieder verschwinden. Häufiger sehen wir dies zwischen der 30. und 40. Schwangerschaftswoche, wenn die Bauchhaut sich stark dehnt.

Waschen Sie den Bauch häufiger mit klarem Wasser, verdünntem Apfelessig oder einem Kleiebad ab.

Sollte das Jucken auftauchen, nachdem Sie eine neue Creme oder ein neues Öl benutzt haben, kann es sich um eine allergische Reaktion handeln. Dann sollten Sie die Creme oder das Öl für ein paar Tage absetzen und danach gegebenenfalls erst nur an einer kleinen Stelle der Haut erneut ausprobieren.

Juckende Stellen an den Enden der Schwangerschaftsstreifen sind eher auf kleine Risse des Bindegewebes unter der Haut zurückzuführen. In diesem Fall kann es helfen, die Haut öfter einzucremen.

Beschwerden durch großflächiges Jucken – ohne für Sie erkennbare Ursache – sollten Sie beim nächsten Vorsorgetermin ansprechen.

Schwangerschaftsstreifen

Bei den Schwangerschaftsstreifen handelt es sich um Risse des Bindegewebes in der Lederhaut durch starke Überdehnung. Frische Schwangerschaftsstreifen erscheinen zumeist bläulich, weil die darunterliegenden Blutgefäße durchschimmern, und heilen später als weißliche Narben ab.

Schwangerschaftsstreifen kommen längst nicht nur in der Schwangerschaft vor. Frauen wie auch Männer bekommen entsprechende Risse zum Beispiel an den Oberschenkeln, wenn sie stark zugenommen haben.

Auch ist nicht jeder schwangere Bauch davon betroffen. Hormone und eine gewisse Vererbung eines „guten" oder „schlechten" Bindegewebes scheinen mitzuwirken. Fraglich bleibt, ob man zur Vorbeugung von Schwangerschaftsstreifen etwas tun kann. Cremes und Öle können diese Streifen sicher nicht verhindern. Eventuell lindern sie ein Hautjucken.

Ändern Sie nicht Ihre bisherigen Gewohnheiten. Wenn Sie das Eincremen des Bauches als angenehm empfinden, dürfen Sie dies gern auch in der Schwangerschaft fortführen und dabei durch die Bauchdecke Kontakt zu Ihrem Kind aufnehmen. Wenn Sie Ihren Bauch nicht regelmäßig eincremen, müssen Sie dies auch in der Schwangerschaft nicht tun. Kontakt zu Ihrem Kind können Sie auch anders aufnehmen.

Wadenkrämpfe

In den letzten Monaten der Schwangerschaft können Sie nachts unsanft durch einen Wadenkrampf geweckt werden. Dann strecken Sie das Bein durch und ziehen Sie die Zehen zu sich. Dadurch wird der verkrampfte Muskel gedehnt und kann sich anschließend wieder entspannen.

Wadenkrämpfen können Sie vorbeugen. Achten Sie auch auf passendes Schuhwerk.

Für eine bessere Durchblutung der Wadenmuskulatur eignen sich Wechselduschen mit kaltem und warmem Wasser. Oder massieren Sie Körpercreme in die Haut ein. Sorgen Sie für warme Füße und verkürzen Sie die Zeit, in der Sie auf hochhackigen Schuhen laufen.

Als Nahrungsmittel eignen sich vermehrt grüne Gemüse, die alle viel Magnesium enthalten, Hülsenfrüchte, Nüsse und Bananen.

Wenn die Wadenkrämpfe vermehrt auftreten und auch der Bauch öfter als zuvor hart wird, obwohl Sie den Entbindungszeitraum noch nicht erreicht haben, verschreibt Ihnen Ihr Frauenarzt als Ergänzung wahrscheinlich ein unterstützendes Präparat.

Ziehen im Unterleib

Die Gebärmutter ist mit sogenannten Bändern in Becken und Bauchraum aufgehängt. Diese Bänder können durch starkes Wachstum schon zu Beginn der Schwangerschaft Schmerzen in der Leistengegend auslösen. Die Schmerzen ähneln denen zu Beginn einer Monatsblutung.

Dehnungs- und sogar Zerreißschmerzen können auch dort auftreten, wo Haut und Bindegewebsschichten durch eine Operation verwachsen sind. An den Stellen können sich die einzelnen Schichten eventuell nicht mehr frei bewegen und lösen Schmerzen aus, wenn die Dehnung der Gebärmutter mehr Platz und damit ein Verschieben der Schichten gegeneinander fordert.

Beide Erscheinungen können unangenehm sein, sollten Sie aber nicht beunruhigen. Vielleicht können Sie sich mit einer Wärmflasche oder einem warmen Bad Linderung verschaffen.

Deutlich abgegrenzt werden muss ein Ziehen in der Leistengegend mit gleichzeitigem Hartwerden des Bauches. Auch Kontraktionen oder Wehen der Gebärmutter ziehen an den Bändern und lösen den Schmerz einer beginnenden Monatsblutung aus. Kontraktionen, die regelmäßig kommen und gehen, deuten auf einen Geburtsbeginn hin. Geschieht dies noch vor dem Entbindungszeitraum, ist vielleicht eine Frühgeburt zu erwarten. Kontaktieren Sie Ihre Hebamme oder Ihren Frauenarzt, wenn Sie sich unsicher sind. Fahren Sie direkt in ein Krankenhaus mit angeschlossener Kinderklinik bei regelmäßigen Abständen der Kontraktionen, die eine Frühgeburt befürchten lassen.

Wassereinlagerungen

Mit zunehmender Schwangerschaftsdauer können Wassereinlagerungen (Ödeme) an den Händen oder in Beinen und Füßen auftreten, nicht plötzlich, sondern schleichend und stetig.

Reagieren Sie früh genug. Eventuell lassen sich Ringe später nicht mehr abnehmen und Arbeiten am Computer nicht vollenden, weil die Beweglichkeit der Finger abnimmt. Werden Ihnen die Schuhe zu eng oder schwellen Ihre Beine an, setzen Sie sich öfters hin und lagern Sie die Beine hoch. Achten Sie darauf, dass Sie ein wenig zurückgelehnt sitzen, damit der Abtransport des Wassers durch die Venen in der Leistengegend nicht behindert wird. Ruhepausen und Spaziergänge sollten sich abwechseln. Entlastend wirkt bei vielen Schwangeren ein schönes Bad im Schwimmbad oder See.

Nach der Geburt sind die Ödeme meist nach wenigen Tagen verschwunden.

Ein Zuviel an Wassereinlagerungen kann schädlich sein, sobald es mit Bluthochdruck und vermehrter Ausscheidung an Eiweiß in den Urin verbunden ist. Bei den Vorsorgeuntersuchungen werden regelmäßig alle Werte beurteilt. Zu einer plötzlichen Überraschung wird es heutzutage eher nicht mehr kommen.

Scheidenentzündung

Die Scheidenflüssigkeit, die eher nicht flüssig, sondern etwas schleimig ist, schützt die Scheide vor dem Aufsteigen von Keimen, die eine Entzündung auslösen könnten. Dabei ist die Scheidenflüssigkeit selber mit Milchsäurebakterien versetzt, die ein saures Milieu schaffen. So gibt es also „gute" Bakterien, die vor „schlechten" Eindringlingen (meistens Pilzen und Bakterien) schützen. Nur wenn der Säurewert in den neutralen Bereich des Wassers von 7,0 ansteigt, besteht für die Eindringlinge die Möglichkeit, sich zu vermehren und eine Scheidenentzündung hervorzurufen.

Bei einer Scheidenentzündung gehen Sie bitte sicherheitshalber zum Arzt!

Brennendes Jucken am Scheideneingang und verstärkter Ausfluss sind sichere Anzeichen.

Gemessen wird das Säuremilieu durch Teststreifen, die den pH-Wert bestimmen. Normal ist ein Wert von 4,0. Werte, die über 4,7 liegen, lassen bereits eine anfangende Entzündung erkennen, von der Sie wahrscheinlich noch nichts merken.

Da Schwangere mit Scheidenentzündungen vermehrt zu Frühgeburten neigen, wird schon frühzeitig medikamentös eingegriffen.

Blutungen

Schwangere, bei denen hellrotes Blut aus der Scheide fließt, sollten immer direkt in eine Klinik fahren. In der späteren Schwangerschaft könnte sich ein Teil des Mutterkuchens vorzeitig abgelöst haben. Dies kommt zum Glück nur sehr selten vor, ist aber ein dringend zu behandelnder Notfall.

Blutungen erwarten wir Hebammen bei Schwangeren in den ersten drei bis vier Monaten oder erst im Entbindungszeitraum. Zu Beginn der Schwangerschaft kommt es bei einigen Frauen zu einer Schmierblutung an den Tagen, an denen auch die Monatsblutung gekommen wäre. Frauen, die noch nicht wissen, dass sie schwanger sind, wundern sich dann vielleicht, dass die erwartete Blutung nur schwach ausfällt.

Da die Gebärmutterschleimhaut sehr gut durchblutet ist, könnte diese Schmierblutung durch die Einnistung des Eis ausgelöst werden. Ganz genau ist das Phänomen noch nicht geklärt, eine solche Blutung schadet dem Kind aber nicht.

Blutungen in den folgenden Monaten können harmlos sein, aber auch eine Fehlgeburt ankündigen. Für eine erste Einschätzung spielen Menge und Farbe des Blutes eine Rolle. Hellrotes Blut kündigt ein akutes Ereignis an, bräunliches Blut zeigt, dass die Blutung bereits mehrere Stunden alt und damit bereits vorbei ist.

Zum Ende der Schwangerschaft ist auch der Muttermund stark durchblutet. Durch Geschlechtsverkehr oder eine Untersuchung können dann kleine Äderchen platzen und so eine Schmierblutung auslösen.

Oft ist dann das Blut schon bräunlich, wenn Sie die Blutung entdecken. Eine solche Blutung ist harmlos.

Schleimiger Ausfluss mit kleinen Blutbeimengungen, die wie Fäden aussehen, zeigen, dass Kontraktionen bereits den Gebärmutterhals verkürzt und dabei den sogenannten Schleimpfropf ausgestoßen haben. Bei einer solchen Blutung im Entbindungszeitraum können Sie sich auf die baldige Geburt freuen.

Angst

Auch Angst mit ihren Auswirkungen stellt eine Beschwerde dar. In ängstlichem Zustand kann der Körper sich nicht entspannen.

Angst um das Kind, Angst um Ihre eigene Zukunft, Angst vor der Geburt: Kontaktieren Sie Ihre Hebamme, um mit ihr die Ihnen wichtigen Themen zu besprechen. Sie wird Ihnen mit Informationen und Ihrer Erfahrung helfen können und Sie gegebenenfalls zusätzlich an andere Fachleute weiterleiten.

││││ Bitte gehen Sie zum Arzt:

- bei starken und länger anhaltenden Bauchschmerzen in den ersten Wochen
- bei häufigem Nasenbluten
- bei unerklärlichem Fieber
- bei häufigen und starken Kopfschmerzen
- bei Blutungen aus der Scheide
- bei Schwindel und plötzlichen Sehstörungen
- bei starker Gewichtszunahme durch Ödeme
- bei stechendem Schmerz im rechten Oberbauch in den letzten Monaten der Schwangerschaft
- bei Fruchtwasserabgang

Alternative Medizin

Wer auf Medikamente verzichten will, ist sicher dankbar für Alternativen. Alternative Medizin will und kann schulmedizinische Therapie nicht ersetzen. Aber sie kann vorbeugend zur Linderung von Beschwerden eingesetzt werden und Verläufe von Krankheiten günstig beeinflussen. Mit Naturheilkunde, Massagen oder ganzheitlichen Methoden kennen sich viele Hebammen aus.

Arzneimittel aus Heilpflanzen werden in der Phytotherapie verwendet, so wie bestimmte Duftstoffe in der Aromatherapie. Mit einer der über 30 Blütenessenzen nach Edward Bach (den sogenannten Bachblüten) soll ein psychisches Gleichgewicht erreicht werden, während durch Hypnose durch eine Veränderung der Aufmerksamkeit eine tiefe Entspannung hervorgerufen werden kann. Bewegungstherapien können aktiv und passiv durch Übungen oder Massage genutzt werden oder körperliche Bewegungen wie bei Yoga und Feldenkrais zu Konzentration und Entspannung.

Akupunktur

Akupunktur nutzt sogenannte Meridiane im Körper. Diese sind, stark vereinfacht, mit einem Leitungssystem zu vergleichen, das in mehreren geordneten Bahnen unseren Körper durchzieht. Durch besondere Anstrengung des Körpers kann dieses System durcheinandergeraten, dann fließt es an manchen Stellen zu schnell oder zu langsam und kommt dadurch aus dem Gleichgewicht. Bestimmte, durch die Haut gut erreichbare Punkte dieser Bahnen können mit dünnen Nadeln (Akupunktur), Druck (Akupressur) oder Wärme (Moxibustion) stimuliert werden. Unter Anwendung einer bestimmten Technik an bestimmten Punkten wird die Flussgeschwindigkeit verändert und damit das Leitungssystem wieder in sein Gleichgewicht gebracht.

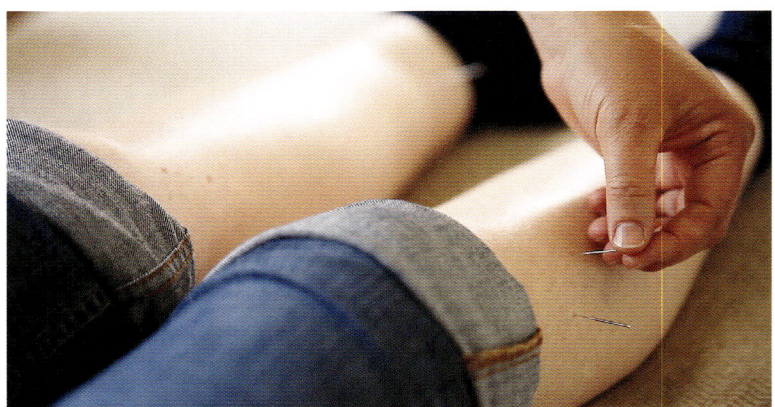

Mithilfe der Akupunktur können Schwangerschaftsbeschwerden beeinflusst werden.

In der Schwangerschaft lassen sich so Beschwerden beeinflussen. Manchmal tritt eine Veränderung schon nach einer Sitzung ein, manchmal braucht es mehrere Tage, bis sich eine Besserung zeigt. Einen Versuch ist es allemal wert.

Bekannt ist die sogenannte „geburtsvorbereitende Akupunktur". Dabei wird eine Kombination aus Punkten, die sich zwischen Fuß und Knie befinden, zusätzlich zu weiteren Punkten, die individuell für Sie genutzt werden, in den letzten vier Schwangerschaftswochen wöchentlich einmal mit Nadeln akupunktiert.

Die Erwärmung eines bestimmten Akupunkturpunktes (Moxibustion) wird gerne eingesetzt, um ein Kind, das es sich im Becken sitzend bequem gemacht hat, zu einer Schädellage zu animieren (siehe Kapitel „Beckenendlage").

Im Sinne einer ganzheitlichen Methode wird der Körper harmonisiert, sodass er sich auf die Geburt vorbereiten kann.

Das Kind versucht sich in die richtige Ausgangsstellung zu bewegen, der Gebärmutterhals wird weich und verkürzt sich. Dies geschieht natürlich auch ohne Akupunktur. Und doch gehen wir davon aus, dass die eigentliche Geburt sich durch die Akupunktur im Mittel um zwei Stunden verkürzt. Leider weiß niemand im Vorfeld, ob Ihre Geburt sowieso sehr schnell und gleichmäßig verläuft oder ob Sie zu den Frauen gehören, denen eine längere Geburt bevorsteht. Auch im Nachhinein ist deswegen nicht wirklich zu beweisen, dass die Akupunktur eine schnellere Geburt bewirkt hat.

Homöopathie

Genauso ist es mit der Homöopathie. Wer bereits selbst bei sich oder bei seinem Kind gute Erfahrung mit Homöopathie gemacht hat, ist gerne bereit, diese auch in der Schwangerschaft anzuwenden.

Homöopathische Mittel werden in unterschiedlichen Potenzen angeboten und sind als Globuli, nämlich kleine Traubenzuckerkügelchen, leicht einzunehmen. Etwa zehn Minuten vor oder nach einer Mahlzeit werden zumeist drei bis fünf Globuli unter die Zunge gelegt und sollen sich dort unzerkaut auflösen.

Welches Mittel ausgewählt wird, ist in der Homöopathie abhängig von einer detaillierten Beschreibung der körperlichen Beschwerde und der Person. Daher kann es sein, dass unterschiedlichen Personen bei der im medizinischen Sinn gleichen Beschwerde eventuell ganz unterschiedliche Mittel gegeben werden.

Wer sich einmal mit Homöopathie befasst, lernt bald den einen Schnupfen von einem anderen zu unterscheiden oder achtet darauf, wann und wodurch eine Krankheit beginnt. Eine detaillierte Beschreibung aller Symptome ist unerlässlich für eine gute Anamnese der klassischen Homöopathie.

Rechtliche Fragen

Für alle Arbeitnehmerinnen vom Beginn der Schwangerschaft bis zum Ende der Stillzeit gilt das Mutterschutzgesetz, das Mutter und Kind vor Gefahren, Überforderung und Gesundheitsschädigung am Arbeitsplatz, vor finanziellen Einbußen sowie vor dem Verlust des Arbeitsplatzes schützt. Auch die Zeit nach der Geburt ist im Gesetz geregelt. Kindergeld, Krankenversicherung, Elterngeld, Elternzeit: Das klingt verwirrend für Sie? Keine Angst, alles reine Formsache!

Sobald die Schwangerschaft festgestellt ist, sollten Sie Ihren Arbeitgeber darüber informieren. Dieser muss die Schwangerschaft an das Gewerbeaufsichtsamt melden, das über die Einhaltung des Mutterschutzgesetzes wacht.

Ihr Arbeitgeber darf keine anderen Mitarbeiter über Ihre Schwangerschaft informieren. Zukünftige Arbeitgeber dürfen beim Vorstellungsgespräch nicht die Frage nach einer Schwangerschaft stellen. Gegebenenfalls könnten Sie die Frage an dieser Stelle zu Ihren Gunsten verneinen.

Für Beamtinnen gelten ähnliche Vorschriften, die im Beamtenrecht beschrieben sind. Für selbstständig oder freiberuflich Tätige gilt das Mutterschutzgesetz übrigens nicht.

Mutterschutz

Um die Geburt herum werden Sie normalerweise mindestens 14 Wochen lang keiner von einem Arbeitgeber bezahlten Beschäftigung nachgehen. Sechs Wochen vor der Geburt und acht Wochen danach gehen Sie in den sogenannten Mutterschutz.

Die sechs Wochen vor der Geburt werden ausgehend von dem errechneten Termin (siehe Kapitel „Terminbestimmung") berechnet. Sollte Ihr Kind bereits früher auf die Welt kommen, werden die vor der Geburt nicht beanspruchten Tage an die acht Wochen nach der Geburt angehängt. Wenn Sie erst nach dem errechneten Termin entbinden, was ja auch völlig normal ist, beträgt der Mutterschutz nach der Geburt trotzdem volle acht Wochen.

Nach einer Mehrlingsschwangerschaft (Zwillinge, Drillinge und mehr) und nach einer Frühgeburt (das Kind wird vor der Schwangerschaftswoche 36.6 geboren), erhöht sich der Mutterschutz nach der Geburt auf zwölf Wochen.

Auch wenn Ihnen die Zeit vielleicht lang vorkommt, die Schutzzeiten sind aus gutem Grund so festgelegt. In den letzten sechs Wochen der Schwangerschaft werden Sie sich weniger gut beweglich fühlen, zum Einhalten von Terminen müssen Sie mehr Zeit einplanen und ein voller Arbeitstag wird beschwerlich.

Genießen Sie die Ruhe im Mutterschutz. Ihnen steht ein turbulentes Leben bevor!

Manchmal begleiten wir Frauen, die in der Schwangerschaft mehr arbeiten als vor der Schwangerschaft. Das darf und sollte so nicht sein. Riskieren Sie keine Frühgeburt, nur weil Sie meinen, dass irgendeine Arbeit noch unbedingt von Ihnen erledigt werden muss. Lassen Sie sich eher ein auf eine Zeit, in der alles langsamer gehen darf, in der Sie nach eigenem Plan aktiv oder passiv sein können. Eventuell bestimmt dann auch schon Ihr Kind Ihren Tagesrhythmus durch seine Wachphasen im Bauch. Nach der Geburt sollten Sie bereit sein für die Langsamkeit eines Neugeborenen.

Grundsätzlich räumt Ihnen das Mutterschaftsgesetz die Möglichkeit ein, in den sechs Wochen vor der Geburt weiterhin zu arbeiten. Einen entsprechenden Antrag können Sie bei Ihrem Arbeitgeber stellen, diesen dann auch jederzeit ohne Angabe eines Grundes widerrufen. Ein finanzieller Vor- oder Nachteil entsteht Ihnen dabei nicht.

Elternzeit

Hinter dem Begriff Elternzeit verbirgt sich der Anspruch auf unbezahlte Freistellung vom Job nach der Geburt Ihres Kindes. Wenn Sie während der Elternzeit arbeiten möchten, können Sie dies in Teilzeit bis maximal 30 Stunden pro Woche tun. Sie können die dreijährige Elternzeit aufteilen. In den ersten beiden Lebensjahren eines Kindes können Sie bis zu 24 Monate und bis zum achten Geburtstag weitere zwölf Monate beanspruchen, in denen Sie maximal 30 Stunden pro Lebenswoche des Kindes (nicht Kalenderwoche) arbeiten dürfen.

Zeit für die Familie: Mütter und Väter können gleichzeitig oder nacheinander Elternzeit nehmen.

Jeder Erziehungsberechtigte kann drei Jahre Elternzeit beanspruchen, die aufgeteilt werden kann. Dann beträgt die Mindestbetreuungszeit zwei Monate. Die Elternzeit muss sieben Wochen vor Beginn der Elternzeit beim jeweiligen Arbeitgeber angemeldet werden. Beim ersten Antrag muss die gewünschte Elternzeit für zwei Jahre im Voraus angegeben werden.

||| Elternzeit

Detaillierte Angaben bietet die Broschüre „Elterngeld und Elternzeit" des Bundesministeriums für Familie, Senioren, Frauen und Jugend; diese Broschüre können Sie auf der Internetseite des Ministeriums unter www.bmfsfj.de downloaden.

Elterngeld

Seit 2007 haben alle Eltern Anspruch auf Elterngeld, sofern sie mit dem Neugeborenen innerhalb Deutschlands im selben Haushalt leben. Der Anspruch gilt auch für Stiefmutter oder -vater. Wir raten Ihnen, sich schon in der Schwangerschaft mit dem Thema zu befassen. Besprechen Sie mit Ihrem Partner, ob und für welche Lebensmonate Ihres Kindes Sie Elterngeld beantragen. Denn dann müssen Sie Ihre Arbeitszeit reduzieren oder zeitweise auch ganz unterbrechen.

Arbeitnehmer und Selbstständige benötigen Einkommensnachweise für die letzten Monate, und nach Antragstellung werden Gelder rückwirkend nur für die letzten drei Monate ausbezahlt. Auch wenn der Antrag erst mit der Geburtsurkunde zusammen abgegeben werden kann, sollten Sie ihn vorbereitet haben. Nutzen Sie die Zeit nach der Geburt für andere Dinge.

Eine einzelne Person kann Elterngeld für maximal zwölf Monate beziehen, die zweite für zusätzliche zwei Monate. Wie Sie diese 14 Monate unter sich aufteilen, bleibt Ihnen überlassen. Sie können Sie auch gemeinsam oder nacheinander in Anspruch nehmen.

Das Elterngeld soll annähernd das Geld ersetzen, das für denjenigen Elternteil wegfällt, der für sein Kind zu Hause bleibt. Nach Vorlage von Bescheinigungen über die Höhe des Nettoeinkommens, in der Regel der letzten zwölf Monate, erhalten die meisten zwischen 65 und 67 Prozent des Durchschnittseinkommens pro Lebensmonat des Kindes ausbezahlt. Diese Auszahlung ist auf einen Höchstbetrag von monatlich 1.800 € begrenzt. Die ersten Monate, in denen die Mutter noch Mutterschaftsgeld erhält, werden von den ihr zustehenden Monaten abgezogen.

Eltern sind in der Zeit, in der sie Elterngeld beziehen, von der Arbeit freigestellt, könnten aber bis zu 30 Stunden hinzuverdienen. Wie in diesen Fällen mit Zuverdienst, bei Selbstständigen, Geringverdienenden, Alleinerziehenden und bei Eltern ohne deutsche Staatsangehörigkeit verfahren wird, können Sie ebenfalls in der oben genannten Broschüre „Elterngeld und Elternzeit" nachlesen. Dort erfahren Sie auch, welche Zuschüsse es bei Mehrlingsgeburten und Geschwisterkindern gibt.

Nichterwerbstätige erhalten einen Mindestbetrag von 300 € monatlich. Eltern, die Sozialleistungen beziehen, müssen, ohne Nachweis der Leistungen, einen Antrag auf Elterngeld ausfüllen, auch wenn das Geld als zusätzliches Einkommen nicht zu einer Erhöhung der bisherigen Leistungen führt. In der Praxis kann es sogar zu einem geldlichen Engpass kommen, wenn das Elterngeld schon als Einkommen berücksichtigt, aber noch nicht ausgezahlt wird.

Zuschuss vom Staat: Die Höhe des Elterngeldes berechnet sich nach der Höhe des Einkommens.

Der Antrag auf Elterngeld muss in jedem Fall schriftlich gestellt werden. Sie müssen sich gleich entscheiden, für wie viele und welche Lebensmonate des Kindes Sie Elterngeld beantragen. Lediglich der Partner kann seine Entscheidung später nachreichen. Zusätzlich können Sie wählen, ob der Ihnen zustehende Betrag monatlich oder für die doppelte Zeit der halbe Betrag ausgezahlt werden soll.

Anträge erhalten Sie bei den Elterngeldstellen der Städte und Landkreise, bei Krankenkassen und im Internet. Mittlerweile nehmen immer mehr Väter die Möglichkeit wahr, ihr Kind in der ersten Zeit seines Lebens zu betreuen. Entscheiden Sie für sich, ob Sie dafür als Familie gemeinsam zu Hause bleiben oder ob Sie selbst wieder arbeiten wollen. In vielen Firmen sind Männer, die Elternzeit nehmen, mittlerweile fast normal, und in Babykursen sind sie gern gesehen.

Bundesstiftung Mutter und Kind

Wenn Sie in Ihrer Schwangerschaft eine finanzielle Unterstützung benötigen, können Sie Hilfen über die örtlichen Schwangerschaftsberatungsstellen beantragen. Beratungen werden häufig von Verbänden der Wohlfahrtspflege angeboten, wie zum Beispiel der Arbeiterwohlfahrt, der Caritas, dem Deutschen Paritätischen Wohlfahrtsverband, dem Deutschen Roten Kreuz, dem Diakonischen Werk oder pro familia. Beratungsstellen in Ihrer Nähe finden Sie im Telefonbuch.

Anträge werden gemeinsam mit den Mitarbeitern in der Beratungsstelle gestellt. Dazu brauchen Sie Ihren Mutterpass als Nachweis für die Schwangerschaft und Belege für Ihr derzeitiges Einkommen. Eventuell müssen Sie einen geringen Unkostenbeitrag für Kopien und die Versendung der Unterlagen zahlen.

Finanzielle Unterstützung können Sie erhalten für Schwangerschaftskleidung, die Erstausstattung des Kindes, Einrichtungsgegenstände und weitere Dinge, je nach Bedarf.

Die Beratungsstellen halten darüber hinaus auch weitere Informationen bereit und bieten psychosoziale Beratung an.

Eine Broschüre in mehreren Sprachen zu Anträgen zu finzieller Unterstützung finden Sie auf der Internetseite der folgenden Stiftung:

||| **Finanzielle Unterstützung**
Broschüre der Bundesstiftung Mutter und Kind
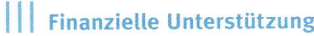
www.bundesstiftung-mutter-und-kind.de

Anerkennung der Vaterschaft

Werdende Väter, die nicht mit der Schwangeren verheiratet sind, können bereits in der Schwangerschaft ihre Vaterschaft anerkennen. Dadurch wird der Vater nach der Geburt gleich in der Geburtsurkunde des Kindes mit aufgenommen. Sollte der Vater versterben, wäre auch das noch ungeborene Kind bereits erbberechtigt.

Eine Vaterschaftsanerkennung kann auch noch zu jedem Zeitpunkt nach der Geburt erfolgen. Die Beurkundung kann bei einem Standesamt, dem Jugendamt, dem Amtsgericht oder bei einem Notar erfolgen. Grundsätzlich muss zunächst der Vater die Anerkennung beantragen und anschließend die Mutter dem Antrag zustimmen. Dies können Sie gemeinsam bei einem gemeinsamen Termin oder nacheinander erledigen.

Mit der Vaterschaftsanerkennung ist noch kein Teil des Sorgerechts auf den Vater übertragen.

Sorgerecht

Das Sorgerecht für das gemeinsame Kind steht verheirateten Paaren gemeinsam zu.

Unverheiratete, volljährige Frauen haben das alleinige Sorgerecht. Dies wird formal auch nicht durch eine Vaterschaftsanerkennung geteilt.

Soll bei unverheirateten Eltern für das gemeinsame Kind auch ein gemeinsames Sorgerecht gelten, muss eine gemeinsame Sorgeerklärung beim Jugendamt oder einem Notar beantragt und beurkundet werden. Diese Erklärung ist nicht widerrufbar. Eine Änderung des Sorgerechts kann nur durch „Antrag auf Übertragung des alleinigen Sorgerechts" beim Familiengericht neu entschieden werden.

Geburtsurkunde

Sobald Ihr Kind auf der Welt ist, müssen Sie es anmelden. Die entsprechenden Unterlagen sollten Sie bereits vor der Geburt vorbereiten. Zur Geburt in einer Klinik müssen bestimmte Dokumente mitgenommen werden, wenn die Geburtsanzeige gleich dort aufgenommen werden kann, und Sie müssen sich Gedanken über den Vor- und gegebenenfalls auch den Nachnamen machen.

Das Standesamt, das für den Geburtsort – nicht immer ist das der Wohnort – zuständig ist, stellt die Geburtsurkunde aus. Bei einer Hausgeburt oder einer Geburt im Geburtshaus stellt Ihnen die Hebamme eine Geburtsbescheinigung aus, die innerhalb einer Woche zum Standesamt des Geburtsorts gebracht werden muss, um dort eine Geburtsurkunde zu beantragen. Das müssen Sie nicht selbst machen, sondern kann auch vom Vater übernommen werden.

In den meisten Krankenhäusern ist es möglich, gleich dort eine Geburtsanzeige zu verfassen. Alle fertigen Papiere können Sie nach etwa drei Werktagen oder nach telefonischer Benachrichtigung beim zuständigen Standesamt abholen.

Kostenfrei werden Ihnen eine Bescheinigung für die Krankenkasse zur Zahlung des Mutterschaftsgeldes, eine Bescheinigung für den Antrag zum Erziehungsgeld, eine Bescheinigung zum Antrag auf Kindergeld und eine Bescheinigung für Ihre Kirchengemeinde ausgestellt. Zahlen müssen Sie, wenn Sie beglaubigte Kopien der Geburtsurkunde haben möchten. Kopien sind auch zu einem späteren Zeitpunkt noch erhältlich.

Den oder die Vornamen bestimmen Sie selbst, und die meisten Eltern wissen auch bereits vor der Geburt, wie ihr Kind heißen soll. Es kann auch vorkommen, dass zunächst kein Vorname genannt wird. Vielleicht konnten sich die Eltern einfach nicht einigen, das Kind wurde zu früh geboren, es ist doch ein Junge und kein Mädchen geworden oder sie wollten das Geschlecht nicht schon vor der Geburt wissen.

Zur Bestimmung eines Vornamens haben Sie maximal einen Monat Zeit. Die Geburtsanzeige wird dann zunächst „namenlos" aufgenommen.

Vornamen, die nicht eindeutig das Geschlecht des Kindes erkennen lassen, brauchen einen weiteren Vornamen. Vornamen, die nicht bekannt sind, werden gegebenenfalls geprüft oder auch nicht zugelassen.

Bei Müttern mit alleinigem Sorgerecht und Eltern mit gemeinsamem Nachnamen wird der Nachname der Mutter der Geburtsname.

Verheiratete Paare mit unterschiedlichen Nachnamen und Paare, die nicht verheiratet sind, aber ein gemeinsames Sorgerecht haben, können für ihr erstes gemeinsames Kind wählen zwischen dem Nachnamen der Mutter oder dem des Partners. Alle weiteren gemeinsamen Kinder erhalten dann den gleichen Geburtsnamen wie das erste Kind. Eine Zusammensetzung aus beiden Namen ist nicht möglich.

Anna, Max, Leonie? Die Vornamen sollte zum Kind passen – und zum Nachnamen.

Für die Geburtsanzeige müssen Sie jeweils das Stammbuch mit eigener Geburts- oder Heiratsurkunde und gegebenenfalls ein rechtskräftiges Scheidungsurteil vorlegen. Wenn Sie nicht verheiratet sind, sollten Sie möglichst vorher auch schon die Vaterschaftsanerkennung beurkunden lassen, da eine bereits ausgestellte Geburtsurkunde des Kindes sonst wieder nachträglich geändert werden muss.

Anmeldung bei der Krankenkasse

Mit der Bestätigung der Geburt durch das Standesamt erhalten Sie eine Benachrichtigung für die Krankenkasse, bei der Sie das Kind anmelden möchten. Diese schicken Sie mit einem Meldeantrag zur Krankenversicherung und erhalten von dort eine Krankenkassenkarte.

Generell muss eine der Krankenkassen der Eltern das Kind aufnehmen, wenn die Aufnahme innerhalb von sechs Wochen beantragt ist. Dies ist wichtig bei Kindern mit Besonderheiten, bei denen hohe Krankenkassenleistungen zu erwarten sind.

Sind beide Elternteile gesetzlich versichert, wird das Kind dort beitragsfrei mitversichert, wo es angemeldet wird.

Davon abweichend steht Eltern mit privater Krankenversicherung nur die Wahl einer privaten Krankenkasse frei. Diese kann auch unabhängig von der eigenen gewählt werden.

Eltern, bei denen ein Elternteil gesetzlich und der andere privat versichert ist, müssen ihr Kind normalerweise in der privaten Krankenversicherung anmelden.

Kindergeld

Das Kindergeld erhalten Sie zur Betreuung, Erziehung und Ausbildung Ihres Kindes. Es überlässt Ihnen einen bestimmten Teil Ihres Einkommens steuerfrei. In Wirklichkeit wird aber den meisten Eltern ein monatlicher Betrag für ihr Kind ausbezahlt, der sich beim dritten und vierten Kind, für das Kindergeld gezahlt wird, noch geringfügig erhöht.

Kindergeld erhalten Sie auf Antrag, der schriftlich bei der zuständigen Familienkasse, in deren Bezirk Sie wohnen, gestellt werden muss. Für Angehörige des öffentlichen Dienstes ist es oft abweichend die Familienkasse der Stelle, die auch die Bezüge festsetzt.

Das Kindergeld wird erstmals für den Monat in voller Höhe ausgezahlt, in dem das Kind geboren ist. Dabei ist es egal, ob der Geburtstag am Anfang oder am Ende des Monats liegt.

Den Kindergeldantrag finden Sie auch im Internet unter www.familienkasse.de. Auf dieser Seite gibt es noch weitere Informationen zum Kindergeld. Zusätzlich erhalten Sie auch eine Broschüre des Bundeszentralamts für Steuern auf der Internetseite der Arbeitsagentur mit dem Titel „Merkblatt Kindergeld".

Kinderzuschlag

Für manche Eltern ist es möglich, einen Zuschlag zum Kindergeld zu beantragen. Berechtigt sind Eltern, die nicht ausschließlich Arbeitslosengeld II, Sozialgeld oder Sozialhilfe beziehen, aber zu den Geringverdienenden zählen. Liegt Ihr Einkommen über dem Mindesteinkommen, aber unter einem bestimmten Höchstbetrag, der sich nach der Größe Ihrer Familie berechnet, können Ihnen zusätzlich zum Kindergeld zurzeit 140 Euro für jedes Kind ausgezahlt werden.

Einen Antrag dazu erhalten Sie bei den Familienkassen Ihres Bezirkes oder im Internet unter www.familienkasse.de.

Ob Sie diesen Kinderzuschlag bekommen, können Sie im Internet unter www.bmfsfj.de/kinderzuschlagrechner prüfen.

Ab 2011 stehen den Eltern, die Kinderzuschlag erhalten, zusätzlich weitere Leistungen zu:

- Die tatsächlichen Kosten für einen eintägigen Schul- oder Kita-Ausflug.
- Die tatsächlichen Kosten für eine mehrtägige Kita-Fahrt.
- Die Teilnahme an einer gemeinschaftlichen Mittagsverpflegung in der Kindertagesstätte (Zuschuss) und bis zu zehn Euro monatlich für die Teilnahme am sozialen oder kulturellen Leben.
- Ein Schulstarterpaket von 100 Euro ohne zusätzlichen Antrag.

Das Geld erhält man nur für die Monate ab Antragstellung, nicht rückwirkend.

||| **Kinderzuschlag**

Antrag unter www.familienkasse.de
Rechner: www.bmfsfj.de/kinderzuschlagrechner
Merkblatt Kinderzuschlag www.arbeitsagentur.de

Haushaltshilfe

Den meisten Paaren fällt es schwer sich vorzustellen, dass ein Fremder ins Haus kommt, um alltägliche Dinge, die man sonst selbst erledigt, zu übernehmen. Wohl dem, der Verwandte oder Bekannte hat, die einspringen, wenn der Haushalt zeitweise brachliegt.

Gelegentlich und gerade um die Geburt herum ist es aber oft schwer, eine solche Hilfe verlässlich zu organisieren. Zudem braucht man in dieser sensiblen Phase Zeit für sich selbst, für die Partnerschaft und Geschwisterkinder. Nicht jede Schwangere kann sich dann vorstellen, von ihrer eigenen Mutter, Schwiegermutter oder anderen Verwandten betreut zu werden. Und auch das ist in Ordnung!

Wahrscheinlich schaffen Sie auch das meiste in der ersten Zeit nach der Geburt als kleine Familie allein. Und viele Dinge können und müssen auch mal warten.

Wenn Sie selbst aber das Gefühl haben, Hilfe gut gebrauchen zu können, ist es ratsam, sich welche von außen zu holen. Ihre Hebamme wird Sie bestimmt darauf ansprechen. Ihr Frauenarzt muss Ihnen die Notwendigkeit einer Haushaltshilfe auf einem Antrag bescheinigen. Diesen erhalten Sie bei Ihrer Krankenkasse.

Das bisschen Haushalt ... kann in der ersten Zeit nach der Geburt zur Belastung werden.

Hilfe im Haushalt leisten oft Frauen mit einer Zusatzqualifikation, die Sie bei örtlichen Trägern der Wohlfahrtspflege oder auch freien Trägern über das Telefonbuch oder im Internet finden können. Aber auch Hebammen, Frauenärzte und Ihre Krankenkasse werden Ihnen bei der Suche helfen können.

Gut geplant zur Geburt

Darauf freuen sich viele Eltern besonders: das Aussuchen der Erstausstattung für ihr Baby. Wir wollen Ihnen keine Einkaufsliste erstellen, sondern Ihnen Hilfestellung bei der Auswahl der Babysachen geben. Aufstellungen über die Anzahl der Hemdchen, Strampler und so weiter, die Sie für Ihr Kind benötigen, gibt es viele. Wie viel Sie aber brauchen, hängt auch davon ab, wie oft Sie Ihr Kind umziehen und wie häufig Sie Wäsche waschen. Oft ist es eher so, dass den Kindern die Sachen zu klein sind, bevor sie überhaupt mehrfach getragen wurden. Also: Kaufen Sie genug, aber nicht zu viel.

Auch Sie sollten sich ein paar Gedanken darüber machen, was Sie nach der Geburt für sich selbst vorrätig haben möchten. Ist das Kind erst einmal auf der Welt, werden andere Dinge wichtiger ...

Was Babys brauchen

Ebenso wichtig wie die Anzahl der einzelnen Kleidungsstücke ist es, darauf zu achten, dass sie in der Handhabung praktisch und für Ihr Kind angenehm sind. Die Temperaturregulation eines Neugeborenen ist noch unreif, sodass es seine Körpertemperatur nicht konstant halten kann und leicht auskühlt, aber auch ebenso schnell überhitzt. Für eine gute Wärmeregulierung sind Naturfasern empfehlenswert. Kinderkleidung, die zu groß ist, hält die Kinder übrigens weniger warm. Auch wenn Ihnen Größe 56 sehr klein vorkommt, werden sie voraussichtlich Babysachen in dieser Größe benötigen.

Strampler & Co.

Bei Kleidung, die über den Kopf gezogen wird, sollte der Halsausschnitt nicht zu eng sein. Viele Eltern bevorzugen Hemdchen und Pullover, die ähnlich wie eine Jacke geöffnet werden können und somit nicht über den Kopf gezogen werden müssen.

Vermeiden Sie Oberteile mit Rüschen am Ausschnitt. Die sind störend, weil sie die Kinder ständig im Mundbereich berühren und dadurch den Suchreflex auslösen. Er bewirkt normalerweise, dass die Kinder den Kopf in Richtung Brust drehen, um zu saugen. Wird der Suchreflex nun durch die Kleidung konstant angeregt, ist das Kind verunsichert.

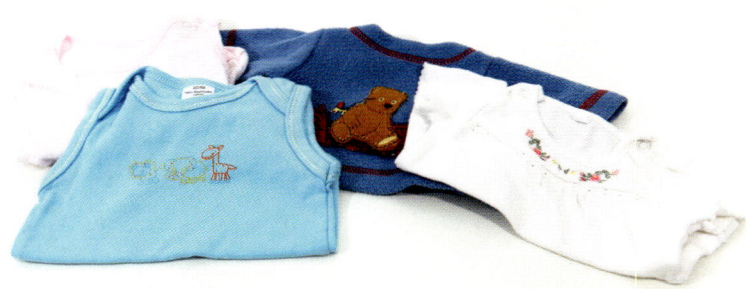

Strampler sollten vor allem eines sein: bequem und leicht anzuziehen.

Neue Babysachen müssen vor dem ersten Tragen mindestens einmal gewaschen werden, um eventuelle Rückstände von Chemikalien zu entfernen. Aber auch Secondhandkleidung gehört zunächst in die Waschmaschine.

Welche Konfektionsgröße Ihrem Neugeborenen passen wird, ist natürlich abhängig von der Größe Ihres Kindes. Die Kleidergröße 56 ist für ein Kind gedacht, das maximal 56 Zentimeter lang ist. Es gibt aber kleine, dicke Menschen und solche mit besonders langen Beinen oder einem schmalen Körper. Auch Babys haben schon eine einzigartige Figur, sodass die Kleidergröße Ihres Kindes nicht immer den Angaben der folgenden Tabelle entspricht, die Ihnen aber dennoch als Richtlinie dienen soll.

Alter/Monate	Kleidergröße	Sockengröße
Frühchen	38–44	8
bis 1. Monat	50	10–12
bis 2. Monat	56	11–13
3. bis 4. Monat	62	13–15
5. bis 7. Monat	68	15–18
8. bis 10. Monat	74	18–20
11.bis 16. Monat	80	20–22
17. bis 20. Monat	86	22–24

Schlafsack

Um Ihrem Kind auch im Schlaf eine ausgewogene Wärmeregulierung zu garantieren und ein Überdecken zu vermeiden, ist ein Schlafsack zu empfehlen. Es ist notwendig, dass die Größe passend ist, damit Arm- und Halsausschnitt nicht zu weit sind und das Kind nicht in den Schlafsack hinein rutschen kann.

Welchen Schlafsack Sie für Ihr Kind anschaffen sollten, erfahren Sie auf der Internetseite www.sids.de in der Rubrik „Informationsmaterial" (Downloads).

Wickeltisch

Kinder können überall gewickelt werden. Ob Sie für den Windelwechsel einen Wickeltisch benutzen, Ihr Kind auf dem Küchentisch oder auf dem Fußboden wickeln, hängt von Ihren Vorstellungen und sicher auch von Ihrer Wohnsituation ab.

Die folgenden Anregungen könnten Ihnen bei der Einrichtung des Wickelplatzes hilfreich sein. Bei einem Sturz aus der Höhe eines Wickeltisches landen die Kinder immer mit dem Kopf zuerst auf dem Boden und können sich schwerste Verletzungen zuziehen.

Auf dem Wickeltisch darf Ihr Kind daher nie unbeobachtet bleiben. Pflegeutensilien und Babykleidung sollten deshalb in nächster Nähe gelagert sein. Eine Schüssel mit warmem Wasser holen Sie unbedingt vorher.

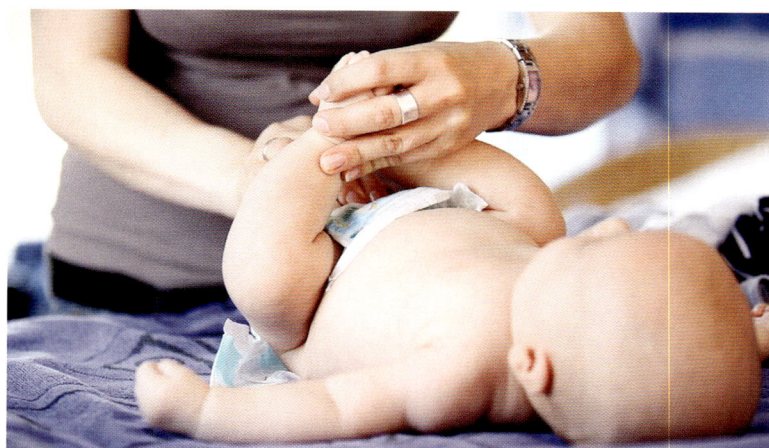

Wickeln Sie Ihr Kind, wo Sie möchten. Achten Sie aber auf eine gesunde Haltung. Wickeln Sie im Stehen, sollte die Höhe des Wickelplatzes am besten Ihrer Körpergröße entsprechen.

Eine Ihrer Körpergröße entsprechende Höhe des Wickeltisches unterstützt eine gesunde Körperhaltung. Sie werden einige Zeit mit der Pflege Ihres Kindes verbringen. Wenn Sie vor dem Wickeltisch stehen, sollten Sie Ihre Unterarme bequem auf der Unterlage ablegen können. Stellen Sie den Tisch notfalls auf Backsteine oder Holzbohlen. Wenn Sie immer eine gebeugte Haltung am Wickeltisch einnehmen, können Sie leicht Rückenbeschwerden bekommen.

Auf die Platte des Wickeltisches wird eine wasserundurchlässige Schaumstoffunterlage gelegt. Auch wenn der Aufdruck dieser Wickelunterlagen so schön ist, dass Sie meinen könnten, dass darauf direkt das Kind gelegt wird, umhüllen Sie diese Unterlage immer mit einem Bezug. Meist reicht ein einfacher großer Kopfkissenbezug.

Darauf legen Sie im Windelbereich ein Tuch in der Größe eines Gästehandtuches, das dann bei Bedarf schnell ausgewechselt werden kann. So vermeiden Sie, dass Ihr Kind auf einer Plastikschicht liegen muss, die sich ziemlich unangenehm auf der Haut anfühlt. Der Bezug verhindert ein Rutschen der Auflagen, sodass Sie Ihr Kind auch gefahrlos auf den Bauch drehen können.

Kosmetikartikel

Gern werden bereits in der Schwangerschaft Babypflegeartikel gekauft oder auch von Freunden an Schwangere verschenkt. Sie werden überrascht sein, wie wenig Pflegeprodukte Sie für Ihr Baby benötigen. Ob Badezusätze, Shampoo, Körperlotion oder Feuchttücher: Diese Produkte enthalten die unterschiedlichsten Substanzen (Konservierungsstoffe, Duftstoffe, Weichmacher oder auch Farbstoffe). Solche Inhaltsstoffe können die Babyhaut reizen oder auch Allergien auslösen. Gute Pflegemittel zeichnen sich durch wenige hochwertige Inhaltsstoffe aus.

Parfum für Babys? Unnötig. Der Duft Ihres Kindes ist der schönste.

Üblicherweise reichen aber klares Wasser und ein reines Pflanzenöl aus der Küche für die Reinigung der Babyhaut zumindest im ersten Monat aus. Weitere Informationen zur Säuglingspflege finden Sie im Kapitel „Wochenbett".

Wärmestrahler

Die Anschaffung eines Wärmestrahlers ermöglicht Ihnen entspannte Wickelphasen mit Ihrem Kind. Besonders, wenn das An- und Ausziehen Ihres Babys zu Anfang möglicherweise noch einiger Übung bedarf, wird es Ihnen sicher leichter von der Hand gehen, wenn Ihr Kind sich in der wohligen Wärme wohlfühlt.

Ein angewärmter Wickeltisch ist zu jeder Jahreszeit angenehm für die Kleinen. Auch oder gerade im Sommer kann Ihrem Kind – an kühleren Tagen oder nachts – schnell kalt werden beim Wickeln. Friert Ihr Kind, wird es sein Unbehagen deutlich zum Ausdruck bringen.

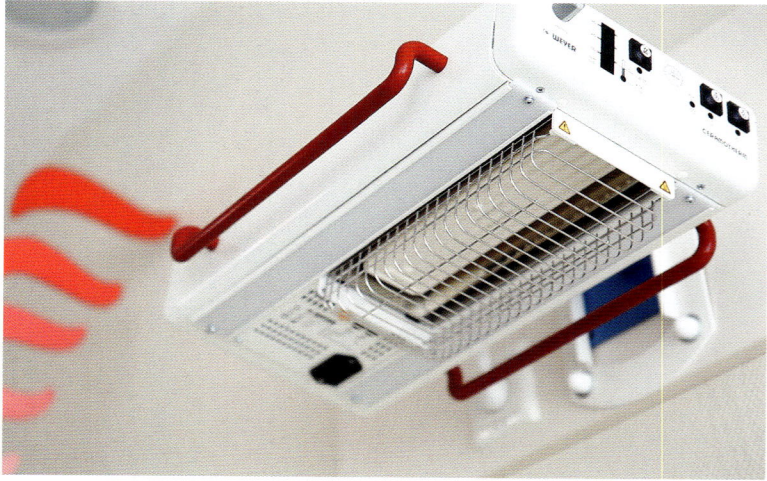

Ihr Baby fühlt sich wohler, wenn der Wickelplatz kuschelig angewärmt ist.

Vorteil eines Heizstrahlers ist auch, dass die Umgebungstemperatur an der Wickeleinheit kurzfristig gesteigert werden kann und – nach dem Abschalten – schnell wieder absinkt. Steht der Wickeltisch im Schlafbereich des Kindes, kann so die Schlaftemperatur von 16 bis 18 °C eingehalten werden, die zur Vermeidung des plötzlichen Säuglingstodes empfohlen wird.

Beim Anbringen des Wärmestrahlers achten Sie auf den vom Hersteller angegebenen Sicherheitsabstand nach oben und nach unten! Über dem Wärmestrahler muss genug Platz zum Entweichen der Wärme sein. Praktisch ist eine Abschaltautomatik am Strahler. Falls nicht vorhanden, kann eine Zeitschaltuhr hilfreich sein. Sollten Sie einmal das Ausschalten des Wärmestrahlers vergessen, wird durch die automatische Abschaltung die Entstehung eines Brandes durch Überhitzung vermieden.

Tragesystem oder Tragetuch?

Kinder sind Traglinge. Sie brauchen als Neugeborenes ganz viel Nähe und Sicherheit, um später als Säugling mit Zuversicht und Neugierde auch Fremdes erkunden zu können.

Für erholsame Spaziergänge, Erledigungen außerhalb oder auch zu Hause bieten sich Tragesysteme an, mit denen Sie Ihr Kind an sich binden können.

Ob dies ein Tragetuch ist oder ein bereits fertig auf Ihre Körpermaße eingestelltes Tragesystem, ist eher zweitrangig.

Achten Sie darauf, dass Ihr Baby ganz weit oben mit gerundetem Rücken über der Brust liegt. Dabei ist der Kopf des Kindes direkt unter Ihrem Kinn, die Hände müssen oben rechts und links neben dem Kopf liegen und die Beine des Kindes angewinkelt an Ihrem Bauch.

Gestützt werden muss Ihr Kind im Rücken an den Spitzen der Schulterblätter, einer gedachten Linie unter den Armen entlang.

Legen Sie Ihr Baby zunächst einmal ohne weitere Hilfe über Ihre Brust und halten Sie es mit den Händen nur durch leichten Druck auf den Rücken. Ein Finger sollte gegebenenfalls den Kopf stützen.

Wenn es dann so im Tragetuch oder Tragesystem gehalten wird, ist der Rücken Ihres Kindes über Ihrer Brust leicht nach vorn gerundet. Die Wirbelsäule ist nicht gestaucht, weil das Baby nicht sitzt. Es kann den Kopf frei bewegen, weil es sich rechts und links mit seinen Händen abstützen kann.

Sie selber können Ihr Kind so beckenbodenschonend tragen. Sie sind nicht einseitig verbogen und Ihre Arme sind entlastet

Ein Tragetuch wird jeweils neu geknotet. Ihre Hebamme zeigt Ihnen die Technik, die eigentlich gar nicht kompliziert ist. Das Tragetuch passt sich immer optimal der Größe des Kindes an. Achten Sie beim Kauf darauf, dass die Länge des Tuches auch für Ihren Partner ausreichend ist.

Ein Tragesystem wird nur von Zeit zu Zeit neu eingestellt. Auch dabei kann Ihnen Ihre Hebamme behilflich sein. Durch nur wenige Klickverschlüsse ist das Kind schnell gesichert. Die Größe ist jedoch nicht immer optimal der Größe des Kindes angepasst und auch eine Anpassung an Ihre und die Größe Ihres Partners muss jeweils neu erfolgen.

Setzen Sie Ihr Kind nicht mit umgekehrter Blickrichtung in ein Tuch oder ein Tragesystem, auch wenn der Hersteller dies für unbedenklich hält. Sowohl eine falsche Körperhaltung als auch die ungeschützte Blickrichtung können Ihr Baby überfordern. Soll Ihr Kind auch nach vorne gucken können, dann tragen Sie es auf dem Rücken.

Schlafen: im eigenen Bett oder bei den Eltern?

Welcher ist der richtige Schlafplatz für mein Kind? Kann es im elterlichen Schlafzimmer schlafen oder doch besser im Kinderzimmer? Im eigenen Bett oder im Bett der Eltern?

Wenn Sie mit anderen Eltern über diese Fragen sprechen, werden Sie unterschiedlichste Antworten bekommen. Die verschiedenen Schlafgewohnheiten der einzelnen Familien fließen in diese Aussagen mit ein. Vielleicht sollte auch das Alter des Kindes einen Unterschied machen. Ein Neugeborenes ist neun Monate mit der Mutter eng verbunden und darf Zeit bekommen, sich langsam an die neue Situation nach der Geburt zu gewöhnen. In den ersten Wochen können Sie Ihr Kind nicht verwöhnen. Geben Sie ihm viel Nähe, damit es die Sicherheit erlangt, dass Sie da sind. Ein ein bis zwei Monate altes Kind ist schon viel sicherer und toleriert auch ein paar Stunden ohne direkten Kontakt zu Ihnen.

Ob Ihr Kind in Ihrem oder im eigenen Bett schläft, entscheiden Sie nach Ihrem Gefühl.

Eng verbunden mit dem Thema des richtigen Schlafplatzes sind die Empfehlungen zur Vermeidung des plötzlichen Kindstodes. Kinder im ersten Lebensjahr benötigen im Schlaf zur Regulation ihrer Atmung sanfte Reize von außen. Diese Reize erhält Ihr Kind bereits durch das Schlafen mit Ihnen im gemeinsamen Zimmer. Ihre Atemgeräusche und Bewegungen reichen aus, damit der Schlaf des Kindes reguliert ist. Dies geschieht nicht im ruhigen Kinderzimmer. Deshalb ist es wichtig, dass ein Säugling weder am Tag noch in der Nacht allein schläft.

Ob Ihr Baby nun im eigenen Bett oder mit im Elternbett schläft, hängt von Ihren Vorstellungen und Wünschen ab. Als Schlafgelegenheit eignen sich Stubenwagen, Wiegen oder spezielle Kinderbetten. Diese sollten nicht mit einer Umrandung oder einem sogenannten Nestchen ausgestattet sein, damit eine gute Luftzirkulation zur Vermeidung von Überhitzung und Rückatmung gewährleistet ist.

Rückatmung bezeichnet das Wiedereinatmen der ausgeatmeten Luft, die sich nahe dem schlafenden Säugling auf der Oberfläche der Matratze staut. Zum Ausschluss der Rückatmung muss auch die Luftdurchlässigkeit der Unterlage gewährleistet sein. Verschiedene Strukturen der Matratzen, zum Beispiel Luftkanäle, die den Matratzenkern durchlaufen, sichern eine gute Zirkulation der Luft und verhindern so einen Stau der Atemluft.

Achtung: Wird eine Matratze als „atmungsaktiv" beschrieben, ist nicht ihre Luftdurchlässigkeit gemeint! Die Bezeichnung „atmungsaktiv" bezieht sich ausschließlich auf die Aufnahme- und Wiedergabefähigkeit von Feuchtigkeit.

Die Matratzengröße muss der Größe des Bettchens entsprechen, damit die Matratze sich nicht verschieben und das Kind nicht in einen Spalt rutschen kann.

Dicke Decken oder Kissen können einen Wärmestau verursachen oder durch Überdecken des Kopfes die Atmung behindern. Sie gehören nicht ins Kinderbett. Verzichten Sie auf das Zudecken Ihres Kindes und nutzen Sie stattdessen einen speziellen Babyschlafsack. Eine Raumtemperatur im Schlafbereich von 16 bis 18 °C ist ausreichend und vermeidet eine Überhitzung Ihres Babys.

Welche Schlafgelegenheit Sie auch für Ihr Kind wählen, es sollte immer auf dem Rücken liegen.

Haben Sie sich entschieden, mit Ihrem Baby im elterlichen Bett zu schlafen, müssen grundsätzlich die gleichen Voraussetzungen geschaffen werden. Auch hier sollte eine feste Matratze vorhanden sein.

Auf keinen Fall sollte Ihr Kind im elterlichen Wasserbett oder auf einer weichen, ausgelegenen Matratze schlafen.

Das Bett muss zur Vermeidung von Wärmestau und Rückatmung groß genug sein. Decken Sie Ihr Kind nicht mit Ihrer Decke zu, sondern lassen Sie es auch in Ihrem Bett in einem Babyschlafsack schlafen.

Personen, die gemeinsam mit dem Kind im Bett schlafen, sollten keinen Alkohol getrunken oder Drogen oder Medikamente genommen haben. Sie schlafen eventuell zu tief, als dass sie instinktiv auf einen Säugling Rücksicht nehmen.

Raucher dünsten auch nachts das Nikotin über Ihre Haut aus. Wenn Sie oder Ihr Partner rauchen, lassen Sie Ihr Kind besser in einem eigenen Bett schlafen.

Eine Schlafalternative zum Elternbett ist ein Balkonbett. Dieses hängt ähnlich wie ein Balkon am elterlichen Bett oder wird direkt Seite an Seite mit dem Bett der Eltern verschraubt. Das Balkonbett bietet den Vorteil, dass Ihr Kind im eigenen Bett schläft, Sie aber zum Beispiel zum Stillen oder Beruhigen Ihres Kindes liegen bleiben können. Ist Ihr Kind in der Nacht unruhig, kann Ihre Nähe oder eine Berührung schon ausreichend sein, damit es wieder einschläft und die Nachtstunden für Sie erholsam sind.

Flaschen und Sauger

Wenn Sie sich entscheiden, Ihr Kind nicht zu stillen, müssen Sie für eine Alternative sorgen. Wenn Sie stillen wollen, brauchen Sie weder Flaschen noch Sauger noch Ersatznahrung für Ihr Kind. Sollte es in seltenen Fällen mit dem Stillen nicht klappen, können Milchpulver und das passende Zubehör immer auch kurzfristig besorgt werden. Auch in dieser Situation wird Ihnen Ihre Hebamme behilflich sein.

Kinderautositz

Babys dürfen nur in einer sogenannten Babyschale im Auto transportiert werden. Diese Babyschalen sind rückwärtsgerichtet, also entgegen der Fahrtrichtung im Fahrzeug zu befestigen. So wird das Kind im Falle eines Unfalls mit seinem Gewicht in die Babyschale gedrückt und gut abgefangen. Ist der Airbag auf der Beifahrerseite aktiviert, muss die Babyschale auf dem Rücksitz befestigt werden.

Vor der Anschaffung eines Kindersitzes wäre es gut, wenn Sie sich mit dem Angebot unterschiedlichster Rückhaltesysteme auseinandersetzen. Nicht alle Schalen sind für jedes Auto geeignet.

Nach der Straßenverkehrsordnung müssen Kinder unter zwölf Jahren, die kleiner als 150 Zentimeter sind, einen Kindersitz benutzen, der der ECE-Norm 44 entspricht. Ob der Sitz die Kriterien erfüllt, erkennen Sie an der Kennzeichnung durch die Prüfplakette, die an der Rück- oder Unterseite des Kindersitzes angebracht ist.

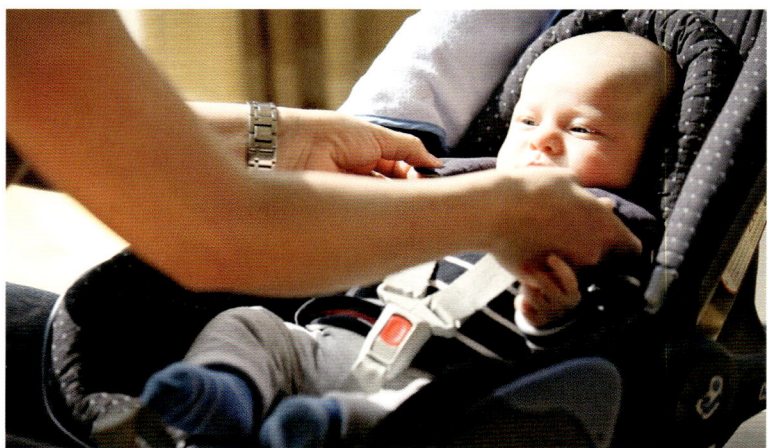

Sicherheit geht vor: Überprüfen Sie stets den korrekten Sitz der Kindersitzgurte.

Da die Kriterien der Norm ständig weiterentwickelt werden, ist die ECE-Regelung 44 mit zwei weiteren Ziffern durchnummeriert. Für 2011 ist die Norm 04 aktuell. Diese Information finden Sie oben auf der Plakette in der Bezeichnung ECE-R44/04 oder am Anfang der weiter unten aufgeführten Prüfnummer 04 30 11 27 (Beispiel).

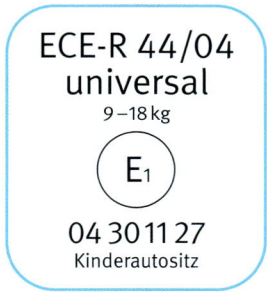

Die Prüfplakette besagt: Dieser Kindersitz erfüllt die ECE-Norm 44 und ist in Deutschland für alle Fahrzeugtypen zugelassen.

Die zugelassene Verwendung des Kindersitzes ist ebenfalls auf der Plakette abzulesen. Es gibt drei verschiedene Verwendungsarten: universal, semi-universal und fahrzeugspezifisch, zum Beispiel Isofix. Nur Schalen zur Verwendung „universal" sind für alle Fahrzeuge zugelassen. Die Verwendung eines Sitzes mit der Plakette semi-universal ist nicht geeignet bei einem zusätzlichen Stauraum im Fußraum. Die fahrzeugspezifische Zulassung, zum Beispiel Isofix, ist nur für bestimmte PKW möglich, die in einer Fahrzeugtypenliste des Kindersitzes aufgeführt sein müssen.

Durch die Plakette erfahren Sie auch, in welchem europäischen Land der Autositz zugelassen wurde. Der eingekreiste Buchstabe E steht für das europäische Prüfzeichen, die daneben stehende Ziffer für das Zulassungsland, zum Beispiel die Ziffer 1 für Deutschland, 2 für Frankreich und 3 für Italien.

||| **Gewichtsklassen und -gruppen für Kinderautositze**

Klasse 0 = bis 10 kg
Klasse 0+ = bis 13 kg
Klasse 1 = 9 kg bis 18 kg
Klasse 2 = 15 kg bis 25 kg
Klasse 3 = 22 kg bis 36 kg

Lassen Sie sich beim Kauf der Babyschale beraten und probieren Sie möglichst das Anschnallen der Schale in Ihrem Auto vor dem Kauf aus. Denken Sie daran, dass die Babyschale in Zukunft nicht leer, sondern mit einem Kind darin im Auto angeschnallt wird.

In fast jeder Schale ist zur Verkleinerung für die Neugeborenen eine Kopfstütze angebracht. Bitte achten Sie darauf, dass diese nicht soweit heruntergezogen ist, dass sie die Schultern einengen würde. Denn die Gurte werden über die gesamte Breite der Schultern des Kindes gelegt und sollten etwa in der Höhe der Ohren des Kindes aus der Schale herauskommen. Nur dann liegen sie gut auf den Schultern auf, ohne dass das Kind beim Festziehen gestaucht wird.

Mit den beiden Gurtpolstern, die weit nach oben geschoben werden, wird der Hals bei einem Unfall vor einem Einschneiden des Gurtes geschützt.

Wichtig ist, dass Sie Ihr Kind sorgsam anschnallen! Eltern haben oft Angst, die Gurte fest genug anzuziehen. Liegen diese nicht fest an, kann das Kind leicht aus der Babyschale rutschen und ist bei einem Unfall nicht gesichert. Ob das der Fall ist, können Sie leicht testen: Solange Ihr Kind noch einen Arm unter dem Gurt hindurchschieben könnte, ist der Gurt nicht fest genug.

Bei einem Fünfpunktgurt kann das Kind auch mit dem Po nicht nach rechts oder links in der am Anfang meist noch etwas zu weiten Babyschale verrutschen. Bei einem Dreipunktgurt verhindern Sie das seitliche Verrutschen am besten mit einem Tuch rechts und links des kindlichen Pos. Oder Sie stecken in diese Lücken eine Decke, mit der Sie Ihr Baby zudecken. So wird verhindert, dass das Kind in der Babyschale zusammenrutscht und längere Zeit mit seitlich gekrümmter Wirbelsäule sitzen muss.

Die Babyschalen sind nur für den Transport zum und im Auto gedacht. Überall sonst liegen Säuglinge am besten auf einer geraden, etwas härteren Unterlage. Planen Sie bei längeren Autofahrten immer wieder Pausen ein, in denen Sie Ihr Kind aus der Schale herausnehmen.

Auf der Internetseite www.sicher-im-auto.com können Sie ausführliche Informationen zum Kauf einer Babyschale einschließlich der letzten Testberichte und der aktuellen ECE-Norm beziehen. Dort finden Sie auch Tipps zum Gebrauch des Kindersitzes.

Was Mamas brauchen

Für Schwangere gibt es mittlerweile eine große Auswahl an bequemer und auch modischer Kleidung. Und wer weiter sein Lieblings-T-Shirt tragen möchte, kann dieses mit einem Bauchband verlängern. Ansonsten können Sie tragen, was immer Ihnen gefällt. Achten Sie darauf, dass der Bauch nicht zu sehr eingeengt wird, und gönnen Sie Ihren Füßen gelegentlich eine Pause von hochhackigen Schuhen. Ein paar Utensilien sind für die Zeit nach der Geburt ganz hilfreich. Kaufen Sie sie ruhig schon frühzeitig ein.

Still-BH, ja oder nein?

Bereits in der frühen Schwangerschaft merken Sie durch Spannen in der Brust oder einer Zunahme der Brustgröße bis etwa zum fünften Schwangerschaftsmonat, dass Ihr Körper sich auf das Stillen vorbereitet. Setzt nach der Geburt des Kindes die Milchbildung ein, kann es nochmals zu einer leichten Brustvergrößerung kommen. Haben Sie bisher einen BH getragen, ist es wahrscheinlich auch jetzt für Sie angenehm, die Brust zu stützen. Der BH, den Sie in der Stillzeit anhaben, sollte die Brust nicht einengen, damit die feinen Milchgänge nicht abgedrückt werden, was einen schmerzhaften Milchstau hervorrufen kann.

Bei einem guten Still-BH können die Körbchen einzeln geöffnet werden, sodass Sie Ihr Baby mühelos (und wenn Sie es einmal unterwegs stillen müssen, auch diskret) anlegen können, um es zu stillen. Der BH sollte eine gute Passform haben und für Sie angenehm zu tragen sein. Zur Frage der richtigen Größe finden Sie in Fachgeschäften sicher gute Beratung. Wenn Sie im Internet einen Still-BH bestellen, finden Sie auf den entsprechenden Seiten häufig einen Größenrechner. Eine pauschale Aussage wie „immer zwei Körbchen-Größen größer als vor der Stillzeit beziehungsweise Schwangerschaft", ist oftmals falsch. Wie sich die Brust verändert, ist von Frau zu Frau unterschiedlich. Auch hängt die Konfektionsgröße des BHs von der Herstellerfirma ab.

Es ist nicht zwingend notwendig, überhaupt einen Still-BH zu tragen, und auch fraglich, ob durch das Stützen der Brust das Entstehen von Hautdehnungsstreifen bei Frauen mit schwachem Bindegewebe – den sogenannten Schwangerschaftsstreifen (Striae) verhindert werden kann. Letztendlich entscheiden Sie, ob Sie einen normalen BH, einen Still-BH oder gar keinen tragen wollen.

Stilleinlagen

Bereits im letzten Drittel der Schwangerschaft, spätestens bei Einsetzen der Milchbildung, kann Milch aus Ihrer Brust austreten. Dies ist abhängig vom Muskeltonus Ihrer Brustwarze (Mamille). Zum Schutz Ihrer Kleidung ist es sinnvoll, Stilleinlagen zu tragen, die auslaufende Milch aufsaugen. Damit die Haut der Brustwarze nicht aufweicht und widerstandsfähig bleibt, muss eine Stilleinlage atmungsaktiv sein und die Feuchtigkeit so speichern, dass die Mamillenhaut trocken bleibt.

Stilleinlagen werden in verschiedenen Materialien angeboten: als Einwegartikel oder als waschbare Einlagen aus Baumwolle, Wolle oder Seide (oder in Kombination).

Wolle wärmt sehr gut und lässt Feuchtigkeit nur schwer nach außen treten. Baumwolle saugt Feuchtigkeit schnell auf, fühlt sich dann aber feucht an und klebt ein wenig an der Mamille, was bei empfindlichen Brustwarzen unangenehm sein kann. Seide ist angenehm und leicht kühlend für die Haut und wirkt entzündungshemmend.

Wiederverwendbare Stilleinlagen aus Silikon saugen die Milch nicht auf, sondern verhindern durch leichten Druck auf die Brustwarze das Auslaufen der Muttermilch. Da sie auf der Haut haften, haben sie den Vorteil, dass sie auch ohne Büstenhalter getragen werden können. Diese Stilleinlagen können Sie auch beim Schwimmen unter einem Bikinioberteil nutzen. Ob das ständige Tragen dieser Einlagen unter Umständen negative Auswirkungen auf das Stillen oder die Milchbildung hat, ist bisher nicht belegt. Für bestimmte Gelegenheiten ist die Silikonstilleinlage sicher eine gute Alternative.

Binden oder Tampons?

In den ersten drei bis vier Tagen nach der Geburt ist der Wochenfluss (Lochien) (siehe auch im Kapitel „Lochien") etwas stärker als Ihre bisherige Regelblutung. Sie benötigen für diese Zeit größere, saugstarke Binden, die Sie mehrmals am Tag und in der Nacht wechseln müssen. In den nächsten Tagen wird die Menge des Wochenflusses weniger, und Sie können kleinere verwenden. Kaufen Sie für zu Hause nur einen kleinen Vorrat, in der Klinik werden Ihnen Binden gestellt.

Ob Sie lieber Tampons benutzen, wird abhängig sein von Ihrer körperlichen Situation. Wurde nach der Geburt eine Dammverletzung genäht, ist die Vorstellung, einen Tampon einzuführen, möglicherweise eher unangenehm für Sie und die Verwendung eines Tampons auch noch nicht ratsam. Nach Abheilung der Naht nach etwa zwei Wochen spricht aber nichts gegen die Verwendung von Tampons.

Der Wochenfluss ist nicht infektiös, aber ein guter Nährboden für Keime, sodass ein häufiger Wechsel der Binden und Tampons zur Verhinderung einer Infektion notwendig ist.

Kursangebot für werdende Mütter

Zur Geburtsvorbereitung werden Kurse angeboten, die sowohl zeitlich als auch inhaltlich unterschiedlich aufgebaut sind. Jede Hebamme hat sich ein eigenes Konzept erarbeitet. Einige legen Wert auf bestimmte Übungen, manche wollen sehr viel Wissen vermitteln, und andere bieten vermehrt Entspannungstechniken an. Vielleicht ist es für Sie ausschlaggebend an einem Kurs teilzunehmen, den Ihre Hebamme anbietet, vielleicht sind Sie auch interessiert an Yoga in der Schwangerschaft oder an einem Kurs im Wasser? Sie haben viele Möglichkeiten: Machen Sie, wozu Sie Lust haben. Hauptsache, Sie haben Spaß!

Geburtsvorbereitungskurs

Vielleicht ist der Begriff „Geburtsvorbereitungskurs" irreführend. Natürlich bereiten Übungen und Massagen in der Schwangerschaft auch auf die Geburt vor, weil wir Hebammen davon ausgehen, dass eine Schwangere, die mit ihrem Körper vertraut ist, auch auf das Gebären gut vorbereitet ist. Solche Kurse helfen allerdings auch, die letzten, vielleicht anstrengenden Wochen der Schwangerschaft gut zu meistern und die Beziehung zum Kind zu vertiefen. Themen wie Stillen und Wochenbett verweisen bereits auf die Zeit nach der Geburt.

Es ist immer gut, informiert zu sein, damit Sie ein Gefühl für den Ablauf erhalten und Ihre Fragen beantwortet werden. Der Kurs sollte sich aber nicht auf reine Informationsweitergabe beschränken. Er soll für Sie auch eine Zeit der intensiven Beschäftigung mit der Schwangerschaft und der Zeit nach der Geburt sein und Ihnen die Möglichkeit geben, andere Schwangere und deren Partner kennenzulernen. Oft ergeben sich aus diesen Kursen Freundschaften und Unterstützung für viele Jahre.

Der Geburtsvorbereitungskurs ist für auch für werdende Väter informativ und sinnvoll.

Und so sind Geburtsvorbereitungskurse auch für Frauen und Paare interessant, die nicht ihr erstes Kind bekommen. Zudem ist es sehr bereichernd, wenn „Erfahrenere" über vorherige Geburten sprechen und sich daran weitere Fragen anknüpfen.

Wann Sie mit dem Kurs am besten beginnen, hängt zunächst von Ihrem Entbindungszeitraum ab und davon, wie die zumeist 14 Zeitstunden terminlich verteilt sind. Der Kurs sollte etwa in der 37. Schwangerschaftswoche beendet sein. Das ist nicht immer möglich, weil Kurstermine schon weit im Voraus geplant oder die maximal zehn werdenden Mütter zu unterschiedlichen Zeiten gebären werden.

Erfahrungsgemäß finden in ländlichen Gebieten zu Ferien- und Feiertagszeiten auch weniger Kurse statt. Wenn ein Kurs allerdings zu früh, also weit vor der 30. Schwangerschaftswoche begonnen wird, erscheinen Themen eventuell noch uninteressant.

Welche Hebamme Kurse anbietet, erfahren Sie über sogenannte Hebammenhilfelisten, die regional erstellt werden, oder über das Internet. Auch haben fast alle Länder-Hebammenverbände auf ihren Internetangeboten Suchmaschinen, in denen Sie Hebammen und deren Tätigkeitsfelder finden können.

Die Hebamme, an deren Kurs Sie teilnehmen, muss nicht auch Ihre Hebamme in der Begleitung der Schwangerschaft oder des Wochenbettes sein. Suchen Sie sich auch hier die Personen und Angebote zusammen, die zu Ihnen passen.

Ihre Krankenkasse übernimmt bis zu 14 Stunden des Kurses, vorausgesetzt Sie haben regelmäßig teilgenommen. In manchen Fällen müssen Sie zunächst selbst in Vorleistung gehen, bevor Sie die Gebühr, die Ihre Kasse übernimmt, zurückerhalten.

Geburtsvorbereitung im Wasser

Geburtsvorbereitungskurse, die von der Krankenkasse übernommen werden, können auch im Wasser stattfinden.

Nicht allein das Schwimmen in der Schwangerschaft ist sehr zu empfehlen, zur Beweglichkeit des Beckens und zur Entlastung der Wirbelsäule ist auch eine Geburtsvorbereitung im Wasser gut geeignet. Denn dort hilft die Schwerelosigkeit Übungen, die an Land beschwerlich sind, leicht auszuführen. Entspannungsübungen können auch hier zum Wohlbefinden beitragen und Beschwerden lindern.

Yoga für Schwangere

Auch Yogakurse für Schwangere werden von Krankenkassen als geburtsvorbereitende Kurse bezahlt. Yoga will Energie und Ausgleich geben. Auch wer bisher keine Yogaübungen ausgeführt hat, kann daran teilnehmen.

Sanfte Bewegungen, tiefe Atmung und Entspannung sollen auf die Geburt und die Zeit mit dem Kind vorbereiten. So erfahren Schwangere innere Ruhe und Zeit, in der sie sich auf sich und ihr Kind konzentrieren können.

Schwangerschaftsgymnastik

Frauen, die sich auch in der Schwangerschaft körperlich fit halten wollen und das in ihrer bisherigen Sportart nicht mehr können (siehe auch Kapitel „Sport"), seien auf Übungen der Schwangerschaftsgymnastik verwiesen. Auch dazu werden Kurse angeboten und von den Krankenkassen im Rahmen der Geburtsvorbereitung bezahlt. Besondere Rücksicht nimmt die Schwangerschaftsgymnastik auf Bauch und Rücken und auf die Beckenbodenmuskulatur.

Soll ich stillen?

Muttermilch ist die natürliche Nahrung des Neugeborenen und auf dessen Bedürfnisse genau abgestimmt. Deshalb ist sie etwas sehr Wertvolles, das Sie Ihrem Kind schenken können, sodass sich diese Frage gar nicht stellen sollte. Doch leider ist uns die „Selbstverständlichkeit des Stillens" abhandengekommen, wie es die Stillberaterin Utta Reich-Schottky so passend formuliert hat.

Wir wollen Sie beim Aufbau einer guten Stillbeziehung zu Ihrem Kind stärken. Fast alle Frauen (97 Prozent) können stillen! Mit ein wenig Unterstützung werden anfängliche Stillhindernisse aus dem Weg geräumt. Es ist sinnvoll, die Informationsangebote der Hebammen und Stillberaterinnen in Anspruch zu nehmen. Häufig wird im Rahmen der Geburtsvorbereitungskurse über das Thema Stillen gesprochen. Sollten Sie die Möglichkeit haben, an einem Stillvorbereitungskurs oder Ähnlichem teilzunehmen, wäre das auch eine gute Gelegenheit, sich mit dem Stillen vertraut zu machen. Der Start in die Stillzeit fällt Ihnen leichter, wenn Sie sich schon in der Schwangerschaft mit dem Thema auseinandergesetzt haben. Das kann und soll aber eine persönliche Betreuung durch Ihre Hebamme nicht ersetzen. Wenn das Stillen dann klappt, ist es einfach und unkompliziert, und Sie können eine schöne und besondere Zeit mit Ihrem Kind erleben.

Muttermilch oder Flaschennahrung?

Die Muttermilch ändert sich ständig in ihrer Zusammensetzung, sie ist immer genau auf den Bedarf des Kindes abgestimmt. Je nach Alter und Entwicklungsstand benötigt das Kind andere Nährstoffe, im Verlauf eines Tages und sogar im Verlauf einer Stillmahlzeit ändert sich die Nährstoffkonzentration der Muttermilch. Flaschennahrung ist immer gleich zusammengesetzt und reagiert somit nicht auf den augenblicklichen Bedarf des Kindes. Zudem ist die künstliche Nahrung für Ihr Kind zum Teil schwerer verdaulich. Die in der Muttermilch enthaltenen Antikörper schützen das Baby nachweislich vor Erkrankungen der Atemwege, Mittelohrentzündungen und Infektionen des Magen-Darm-Traktes sowie vor Harnwegsinfekten. Das heißt nicht, dass gestillte Kinder nie krank werden, sie erkranken aber seltener als Flaschenkinder und die Krankheit verläuft oft deutlich schwächer als bei nicht gestillten Kindern. Diese positiven Auswirkungen des Stillens sind teilweise bis ins Erwachsenenalter nachweisbar. So erkranken Stillkinder als Erwachsene seltener an Bluthochdruck und

Diabetes und leiden weniger an Übergewicht. Diese Liste kann unendlich verlängert werden, und ständig kommen neue Erkenntnisse über die positiven Auswirkungen des Stillens hinzu. Sechs Monate Stillzeit schenken Ihrem Kind ganz nebenbei etwa 600 Stunden Hautkontakt.

Stillen oder nicht stillen?

Wenn Sie sich trotz der vielen Vorteile, die die Muttermilchernährung bietet, gegen das Stillen entschieden haben oder entscheiden mussten, zum Beispiel nach bestimmten Brustoperationen oder Erkrankungen, bei denen Sie nicht auf bestimmte Medikamente verzichten sollen, können Sie sicher sein, dass Ihr Kind auch mit Muttermilchersatznahrung gesund heranwächst.

Voraussetzung für eine gute Stillbeziehung ist, dass beide Beteiligten sich wohlfühlen. Wenn Sie sich also für das Stillen entscheiden, nur weil es Ihr Umfeld von Ihnen erwartet, sind Probleme programmiert. Dann wäre die Ernährung mit Ersatznahrung für Sie und Ihr Kind sicher weniger stressig. Nur Sie können die Entscheidung treffen, ob Sie stillen oder nicht. Wenn Sie sich entschieden haben, stehen Sie zu Ihrer Entscheidung! Zur Wahl der richtigen Nahrung und deren Zubereitung finden sie im Kapitel „Wochenbett" weitere Informationen.

Die Brust auf die Stillzeit vorbereiten?

Eine Vorbereitung der Brust beziehungsweise der Brustwarzen auf das Stillen ist nicht notwendig. Die in diesem Zusammenhang oft beschriebenen *wunden Brustwarzen* entstehen nicht durch zu wenig Abhärtung oder Vorbereitung der Brustwarzen, sondern ausschließlich durch falsche Stilltechnik.

Zusätzlich sorgen die sogenannten Montgomerydrüsen im Warzenhof durch Absonderung einer pflegenden Substanz für einen optimalen

Hautschutz. Wenn Sie in der Schwangerschaft und Stillzeit Ihre Brustwarzen und den Warzenhof nur mit klarem Wasser reinigen und auf Seife oder Duschgel verzichten, bleibt diese Schutzschicht erhalten.

||| Die Brust

Brustwarzen: Mamillen
Warzenhof: pigmentierter Bereich um die Brustwarze
Montgomerydrüsen: Erhebungen am Warzenhof, die pflegende Substanzen aussondern

Geburtsplanung

Mit der Frage nach dem für Sie richtigen Entbindungsort sollten Sie sich frühzeitig auseinandersetzen. Unterstützung bei der Entscheidungsfindung können Sie im Gespräch mit Ihrer Hebamme oder ihrem betreuenden Frauenarzt finden.

Die Antwort wird abhängig sein von Ihrer persönlichen Vorstellung vom Geburtsort Ihres Kindes, aber auch vom Verlauf Ihrer Schwangerschaft. Suchen Sie eine individuelle Geburtsbegleitung in vertrauter Atmosphäre zu Hause oder auch in einem Geburtshaus, in dem man auf Ihre Wünsche und Vorstellungen eingehen kann? Oder bevorzugen Sie die Sicherheit eines Krankenhauses? Wo Ihr Kind geboren werden soll, liegt in Ihrer Entscheidung!

Informieren Sie sich ausführlich darüber, wo Sie Ihr Kind zur Welt bringen können.

Hausgeburtshebammen und hebammengeleitete Kreißsäle nehmen Schwangere an, bei denen keine Geburtsrisiken zu erwarten sind. Geburten zu Hause, im Geburtshaus oder im Hebammenkreißsaal sind genauso sicher wie Geburten in einer normalen Geburtshilfeabteilung einer Klinik.

Nachfolgend beschreiben wir die Merkmale der unterschiedlichen Entbindungseinrichtungen und -möglichkeiten. Nicht viel Auswahl haben Sie bei eigenen gesundheitlichen Risiken, wenn Ihr Kind eine Frühgeburt werden könnte und wenn es in Beckenendlage, also mit dem Kopf nach oben liegt.

Hausgeburt

Bei einer Hausgeburt gebären Sie Ihr Kind zu Hause. Voraussetzung für diese Form der Entbindung ist, dass die Schwangerschaft problemlos verläuft und Mutter und Kind gesund sind. Die Geburt des Kindes in der häuslichen Umgebung wird von einer, manchmal auch von zwei Hebammen begleitet. Sinnvoll ist es, wenn Hebamme und werdende Eltern sich schon frühzeitig kennenlernen. So entsteht ein Vertrauensverhältnis auf beiden Seiten. Die Hebamme bespricht mit Ihnen, welche Vorbereitungen für die Geburt notwendig sind.

Die Wochenbettbesuche nach der Geburt werden in der Regel von der Hebamme, die die Geburt begleitet hat, oder von sie vertretenden Hebammen durchgeführt. Für die Kindervorsorgeuntersuchung U2 zwischen dem dritten und zehnten Tag und die Aufklärung über das sogenannte Neugeborenenscreening, bei dem das Blut auf angeborene Stoffwechsel- und Hormonerkrankungen untersucht wird, brauchen Sie einen Kinderarzt. Im Voraus sollte geregelt sein, ob dieser bei Bedarf einen Hausbesuch durchführt oder ob ein Besuch in der Praxis nötig ist.

||| Broschüre „Zu Hause und im Geburtshaus"

Die Broschüre der Gesellschaft für Qualität in der außerklinischen Geburtshilfe e.V. kann Ihnen für die Entscheidung für eine Geburt zu Hause oder im Geburtshaus hilfreich sein. „Zu Hause und im Geburtshaus" können Sie kostenfrei beziehen:
www.quag.de

Geburtshaus

Ein Geburtshaus ist eine von Hebammen geleitete selbstständige außerklinische Einrichtung. Sie bietet den Schwangeren eine ganzheitliche Begleitung in der Schwangerschaft, während der Geburt und für die Wochenbettzeit an. Schwangere sollen Unterstützung für eine bewusste und selbstbestimmte Geburt erfahren. Die Kinder werden in entspannter, familiärer Atmosphäre geboren. Voraussetzung auch für diese Form der Entbindung ist, dass die Schwangerschaft problemlos verläuft und Mutter und Kind gesund sind.

Hebammenkreißsaal

Hebammenkreißsäle sind an vielen Orten erst noch am Entstehen. Für eine eigentlich naheliegende Form der Betreuung musste erst ein neuer Name gefunden werden. Die Hebammen, die in einem Hebammenkreißsaal tätig sind, greifen nachweislich weniger in den normalen Geburtsprozess ein. Viele Informationen, Wahlmöglichkeiten und Mitbestimmung ermöglichen den Frauen eine persönliche Kontrolle über ihren Körper. Da es den dort tätigen Hebammen wichtig ist, Sie vertrauensvoll zu unterstützen, sollten Sie schon im Vorfeld Kontakt zu dem Hebammenteam aufnehmen. Paare beschreiben ein erfülltes Geburtserleben und ein Wohlbefinden nach der Geburt. Bei Komplikationen wird ein Arzt hinzugezogen und die Begleitung der Geburt gemeinsam fortgesetzt.

Beleghebamme

Beleghebammen bieten Eltern eine Geburtsbegleitung in die Klinik an. Sie sind freiberuflich tätig und haben mit einer oder mehreren Kliniken einen Vertrag abgeschlossen, der es ihnen ermöglicht, für die Geburt den Kreißsaal sowie die ärztlichen Leistungen zu nutzen. Die Hebamme geht am Geburtsbeginn mit den werdenden Eltern in die Klinik und begleitet das Paar dort, bis das Kind geboren ist. Die Hebamme ist für die Geburt allein zuständig, muss aber die im Krankenhaus üblichen Standards erfüllen.

Die ersten Tage des Wochenbetts können Mutter und Kind dann auf der Wochenstation der Klinik verbringen oder, wie bei der ambulanten Geburt, zu Hause. Bei beiden Varianten kann die Beleghebamme die Wochenbettbesuche übernehmen. Erkundigen Sie sich im Vorfeld, welche Hebamme in Ihrer Region an welcher Klinik Beleggeburten anbietet.

Klinik

Die medizinische Verantwortung einer geburtshilflichen Abteilung einer Frauenklinik hat der Chefarzt. Deswegen wird eine Geburt regelmäßig durch eine Hebamme und einen Arzt begleitet.

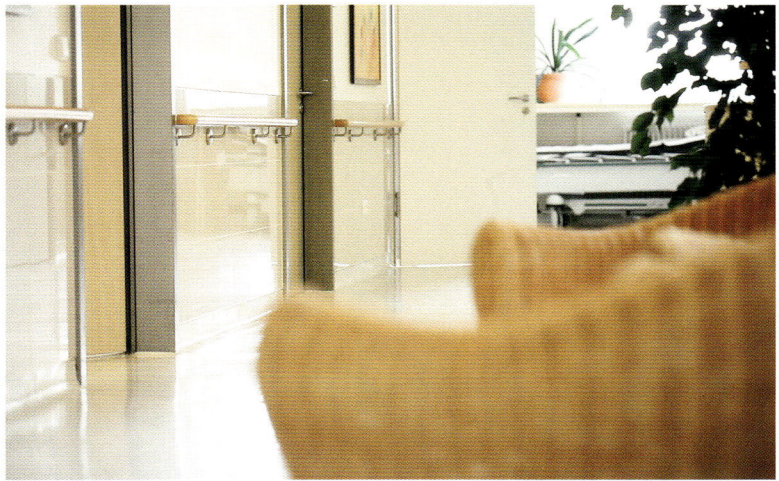

Ob in der Klinik oder zu Hause: Für welchen Geburtsort Sie sich entscheiden, hängt nicht zuletzt von Ihren Wünschen und Bedürfnissen ab.

Mit eigenen gesundheitlichen Risiken sind Sie deswegen in einer Klinik zur Entbindung richtig. Hier kann Ihre Krankheit während des Geburtsprozesses überwacht und die natürliche Geburt – falls nötig – beschleunigt werden.

Das Klinikpersonal arbeitet im Schichtdienst, sodass es im Verlauf längerer Geburten zu einem Wechsel von Hebammen und Ärzten kommen kann. Im Anschluss an die Geburt bleibt die Mutter mit ihrem Neugeborenen zwei Stunden zur medizinischen Überwachung im Kreißsaal. Nach dieser Zeit kann das Zimmer auf der angegliederten Wochenstation bezogen werden. Drei bis vier Tage, je nach Befinden von Mutter und Kind, sind für den anschließenden Aufenthalt eingeplant. Während des Klinikaufenthaltes können die Vorsorgeuntersuchungen des Neugeborenen (U1 und U2) und das Neugeborenenscreening durchgeführt werden. In vielen Häusern ist es inzwischen möglich, ein Familienzimmer in Anspruch zu nehmen.

Klinik mit angrenzender Kinderklinik

Alle Kinder, die schon vor dem Entbindungszeitraum auf die Welt kommen wollen oder müssen, sollten in einer Klinik mit angeschlossener Kinderklinik – einem sogenannten Perinatalzentrum – geboren werden.

Gleich für welchen Geburtsort Sie sich im Vorfeld entschieden haben: Bei vorzeitigen Wehen, die eine Frühgeburt (Geburt mehr als drei Wochen vor dem errechneten Termin) ankündigen, sollten Sie immer eine Klinik mit angeschlossener Kinderklinik aufsuchen, damit Ihr Kind dort schnellstmöglich versorgt werden kann.

Wenn im Laufe der Schwangerschaft für Ihr Kind die Geburt in einem Perinatalzentrum durch Ihre Hebamme oder Ihren Arzt empfohlen wird, dann nehmen Sie auch eventuell längere Fahrtzeiten in Kauf und beherzigen Sie die Empfehlung.

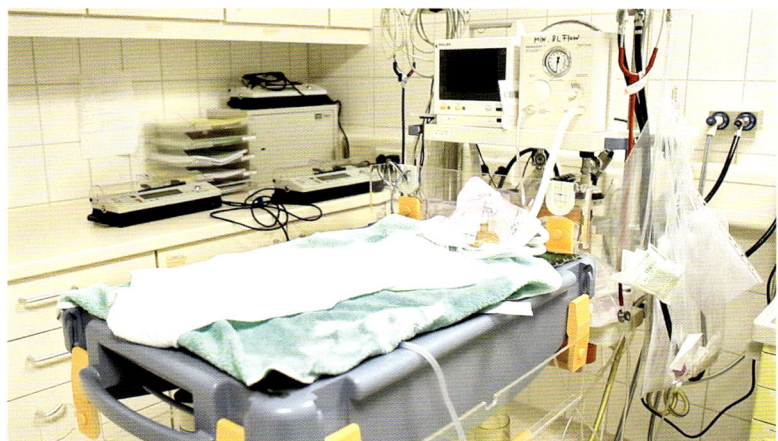

Zum Glück müssen nur die wenigsten Kinder in einer Kinderklinik versorgt werden.

Alle anderen Eltern, deren Kinder im Entbindungszeitraum geboren werden und für deren Neugeborene kein erhöhtes Risiko besteht, können auf die direkte Anbindung einer Kinderklinik verzichten.

Hausgeburtshebammen, Geburtshäuser und auch die von Hebammen oder Ärzten geleiteten Kliniken üben regelmäßig ein Notfallmanagement, falls doch einmal ein Kind notfallmäßig versorgt und dann in eine Kinderklinik verlegt werden muss.

Beckenendlage oder Steißgeburt

In welcher Position es Ihrem Kind in der frühen Schwangerschaft im Bauch am besten gefällt, ist ziemlich egal. Manche Kinder haben eine eher aufrechte Position mit Kopf nach oben oder unten und andere liegen in Querlage. Den Kopf können Sie auf der rechten oder linken Seite des Bauches tasten. Etwa im achten Monat begeben sich die meisten Kinder in eine Längslage und davon die allermeisten bereits in die Schädellage, die sie bis zur Geburt beibehalten. Dabei liegt der Kopf des Kindes direkt über dem mütterlichen kleinen Becken und die Füße sind in der Nähe der mütterlichen Rippen zu tasten. Einige Kinder sitzen aber auch auf dem mütterlichen kleinen Becken und bevorzugen die sogenannte Beckenendlage. Auch aus dieser Position können die Kinder normal geboren werden, leider aber noch nicht in jeder Klinik.

Ein Kind, das sich in Beckenendlage befindet, kann sich noch bis kurz vor der Geburt drehen, sodass schließlich doch der Kopf zuerst geboren wird. Wer darauf nicht vertrauen will, kann etwa um die 33. Schwangerschaftswoche herum eine Drehung des Kindes durch die sogenannte Moxibustion am kleinen Zeh der Mutter versuchen.

Eine „Moxazigarre" kann dafür sorgen, dass sich Ihr Kind in die richtige Position dreht.

Dabei werden mit einer Zigarre aus Beifuß (der sogenannten „Moxazigarre") an bis zu vier Terminen zwei Akupunkturpunkte erwärmt. Ihre Hebamme kann dies bei Ihnen durchführen oder kennt sicherlich jemanden, der dies übernehmen kann. Einen Versuch ist es wert: Die Kinder machen quasi einen Purzelbaum im Bauch der Mutter – und das ganz allein.

Hat sich Ihr Kind dadurch nicht zu einer Wendung entschließen können oder schafft es diese nicht, dann sollten Sie sich anschließend einen Termin in einem Krankenhaus geben lassen, das sich mit Beckenendlagengeburten auskennt. Nur dort erhalten Sie alle Informationen, die Sie brauchen, um sich anschließend für oder gegen eine natürliche Geburt zu entscheiden.

Für die Mütter ist eine natürliche Geburt aus Beckenendlage eventuell sogar angenehmer als eine Geburt aus Schädellage, schließlich werden zuerst die Füße oder der weiche Po geboren.

Klinische Einrichtungen

Eine Geburt zu Hause oder im Geburtshaus wird als außerklinische Geburt bezeichnet. Dazu besprechen Sie mit Ihrer Hebamme individuell, wie Ihr Kind geboren werden soll und welche Vorbereitungen dafür getroffen werden müssen. In Kliniken steht alles für die Geburt bereit, und Sie werden sich die Klinik oder die Variante heraussuchen, die Ihren Vorstellungen am meisten entspricht.

Informationsabende

Damit Sie die Entbindungsräume einer Klinik und die Station für die Wöchnerinnen bereits vor der Geburt kennenlernen können, bieten viele Kliniken regelmäßige Informationsabende an. Meist finden Sie die Termine solcher Veranstaltungen auf den Internetseiten der Kliniken. Bei dieser Gelegenheit haben Sie die Möglichkeit, Fragen an Hebammen, Frauenärzte und andere Ärzte zu stellen und sich so eine eigene Meinung über die Klinik zu bilden. Klären Sie dort Fragen zur Parkplatzsituation, zum nächtlichen Klinikeingang, zu Dingen, die Sie mitbringen sollten. Fragen Sie nach Unterstützungsmöglichkeiten während der Geburt, nach Schmerzlinderung durch Umhergehen, Massagen, Wasser, Schmerzmittel und auch durch die PDA (Periduralanästhesie), die Rückenmarksbetäubung. Nur die Mitarbeiter der Klinik können Ihnen darüber die für dieses Haus geltende richtige Auskunft geben.

Wenn Sie nicht ganz genaue Vorstellungen haben, wie und wo Ihr Kind geboren werden soll, suchen Sie das Gespräch mit anderen und lassen Sie sich schließlich ein wenig von Ihrem Bauchgefühl leiten. Nicht zuletzt sind Freunde, die selbst vor Kurzem Eltern geworden sind, gute Informationsquellen.

Anmeldung in der Klinik

Eine Voranmeldung noch vor der Geburt in der Klinik ist ratsam und erwünscht und nur in ärztlich geleiteten Kliniken nicht zwingend notwendig.

Nutzen Sie die Chance, schon in der Schwangerschaft mit den Personen reden zu können, die bei der Geburt Ihres Kindes für Sie da sein werden. Ihr Frauenarzt wird Ihnen dafür – falls nötig – eine Überweisung ausstellen. So können Sie das Vorgehen bei Beckenendlage oder bei gesundheitlichen Beschwerden besprechen oder klären, ob eine Geburt im Hebammenkreißsaal für Sie infrage kommt. Zu welchem Zeitpunkt eine solche Anmeldung sinnvoll ist, erfahren Sie auf den Informationsveranstaltungen oder im Internet.

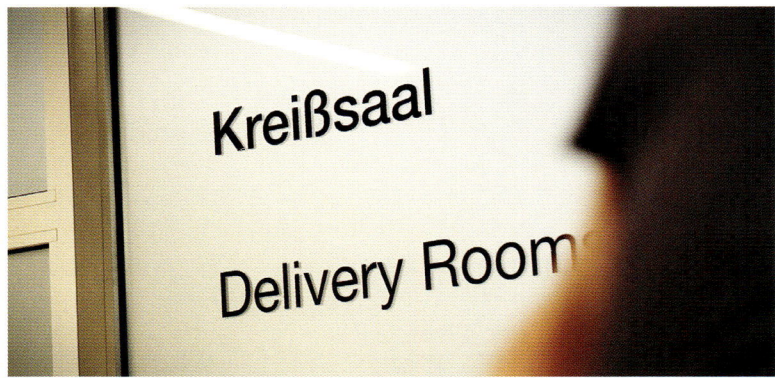

Hinter diesen Türen wird neues Leben geboren.

Im Rahmen dieser Anmeldung werden Ihre Krankengeschichte dokumentiert und verschiedene medizinische Daten aus Ihrem Mutterpass erfasst. Diesen und Ihre Krankenkassenkarte müssen Sie unbedingt zur Anmeldung mitbringen, damit diese Angaben bei der späteren Krankenhausaufnahme bereits zur Verfügung stehen. Bei einem Notfall oder wenn Ihr Kind es eilig haben sollte, geht keine wertvolle Zeit für die Erhebung der Daten verloren.

Zudem erfolgen oft schon vorab eine Aufklärung über eine eventuell notwendige Operation und gegebenenfalls eine Aufklärung durch einen Anästhesisten, falls Schmerzen bei Bedarf durch eine Rückenmarksinfusion gemildert werden sollen. Vorerkrankungen Ihrerseits machen manchmal noch Blutuntersuchungen nötig.

Informieren Sie sich bei der Gelegenheit über den besten Weg in die Klinik und die Parkplatzsituation. Und machen Sie sich bereits ein wenig vertraut mit der Umgebung, in der Ihr Kind geboren werden soll.

Ambulante Geburt

Auch die ambulante Geburt findet im Kreißsaal statt. Nur werden Sie nach der Geburt nicht auf eine Station verlegt, sondern gehen etwa vier Stunden nach der Geburt wieder nach Hause. Für diese Variante können Sie sich im Vorfeld entschieden haben und trotzdem nach der Geburt länger in der Klinik bleiben. Setzen Sie sich nicht selbst unter Druck!

Eine frühe Entlassung nach ambulanter Geburt sollte mit Ihrer Hebamme im Voraus besprochen sein. Sie sollte Zeit für Sie haben oder Ihnen gegebenenfalls eine Vertretung benennen können. Zumindest tägliche Hausbesuche in den ersten Tagen durch Ihre Hebamme helfen Ihnen bei der richtigen Einschätzung ihrer Gesundheit und der Ihres Kindes.

Bei dieser Variante ist die Durchführung der ersten Vorsorgeuntersuchung des Neugeborenen im Kreißsaal vorgesehen. Die zweite Vorsorgeuntersuchung zwischen dem dritten und zehnten Tag und das Neugeborenenscreening (zwischen 36 und 72 Stunden nach der

Geburt) werden in der häuslichen Umgebung oder ambulant in der Kinderarztpraxis organisiert. Für die zweite Vorsorgeuntersuchung kann Ihr Kinderarzt eventuell auch zu Ihnen nach Hause kommen.

Vorteil einer ambulanten Geburt: Sie kommen schon schnell wieder in Ihre eigene Wohnung zurück. Dort können Sie sich von Ihren Verwandten und Bekannten feiern oder ganz intim die neue Dreisamkeit oder den Zuwachs der Familie auf sich wirken lassen. Die Hektik des Klinikalltags und Krankenhauskeime können Sie so umgehen.

Familienzimmer

Es ist in Kliniken lange nicht möglich gewesen, dass auch der Vater über Nacht bei der Partnerin und seinem Kind bleiben kann. Dies wird mit sogenannten Familienzimmern mittlerweile in den meisten Kliniken angeboten.

Die Kosten für Unterbringung und Verpflegung des Vaters werden nicht von den Krankenkassen übernommen. Erkundigen Sie sich bei der Informationsveranstaltung der Klinik über die Möglichkeiten der Unterbringung des Vaters und die Höhe der Zahlung. Es gibt erhebliche Preisunterschiede.

Lassen Sie sich eine gemeinsame erste Zeit mit Ihrem Kind nicht entgehen. Haustiere können auch einmal von anderen versorgt werden. Und selbst Kinder verstehen es, wenn sie nach der Geburt ihres Geschwisters von jemandem anderen zu Bett gebracht werden.

Besucher

Viele Frauen finden es schön, wenn sie im Krankenhaus besucht werden. Und viele Freunde und Verwandte sind neugierig auf das Neugeborene.

Vor allzu viel Besuch wollen wir Sie allerdings warnen. Die wertvolle Zeit, in der eine intensive Beziehung und ein gutes Stillmanagement etabliert werden sollen, geht so verloren. Wenn Ihr Kind alle zwei bis drei Stunden Hunger hat, wenn Sie das Wickeln zunächst einmal erlernen und dann genießen wollen, gelegentlich selbst zum Essen kommen und eventuell auch einmal duschen wollen, bleibt nur wenig Zeit für einen längeren Besuch.

Nehmen Sie sich Zeit für sich und Ihr Baby. Der Besuch kann warten.

Natürlich sollen Sie sich feiern lassen und Ihnen nahestehende Menschen tun Ihrer Psyche gut, aber alle anderen Besuche verschieben Sie am besten schon in der Schwangerschaft auf eine Zeit, in der Sie sich in allem sicherer fühlen.

Klare Ansagen erleichtern oft bei beiden Seiten aufkommende Schuldgefühle. Durch Besuchszeiten wird in manchen Kliniken der Besucherstrom ein wenig eingedämmt. Dadurch besteht allerdings wenig Flexibilität für Angehörige mit einem langen Anfahrtsweg.

„Rooming-in" oder „integrierte Wochenstation"

Der Begriff des „Rooming-in" kommt aus dem Englischen und versichert Ihnen, dass Ihr Kind auch auf der Wochenstation nicht von Ihnen getrennt wird. Es gibt aber auch heute noch Kliniken, in denen Sie aus dem Kreißsaal heraus auf eine Wochenstation und Ihr Kind ins Neugeborenenzimmer verlegt werden. Immer mehr Kliniken jedoch stellen um auf eine Bereichsleitung, die sich organisatorisch um Kreißsaal und integrierte Wochenstation kümmert und in der Hebammen und Pflegerinnen Sie gemeinsam auch auf der Wochenstation begleiten.

Mutter und Kind sind also im gleichen Zimmer untergebracht. Bestimmen Sie auch mit, ob Untersuchungen an Ihrem Kind in Ihrem Beisein gemacht werden sollen!

Die Zeit des Mutterschutzes

Sechs Wochen vor dem errechneten Termin beginnt der Mutterschutz. Ihr Kind ist mittlerweile so groß, dass die Gebärmutter fast an Ihren Rippenbogen stößt. Bewegungen Ihres Kindes sind deutlich zu spüren, und vielleicht können Sie sogar mit einem Fuß Ihres Kindes spielen.

Nutzen Sie die Zeit zu Hause für Ihr eigenes Wohlbefinden. Gönnen Sie sich einen Mittagsschlaf, Spaziergänge, erledigen Sie Dinge, für die Sie bisher keine Zeit hatten!

Wenn Ihr Kind in Schädellage in Ihrem Bauch liegt, kann der Kopf nicht mehr in Ihr kleines Becken über den Ring aus Schambein, Darmbein und Kreuzbein hineinrutschen. Er ist mittlerweile zu groß dafür. So wird die Gebärmutter durch die Größe des Kindes im Bauchraum gehalten, und der Gebärmutterhals ist entlastet.

Ist schon geklärt, wer den Haushalt in den ersten Tagen nach der Geburt übernimmt? Wissen Freunde, Bekannte und Verwandte, ob Sie zunächst ein paar Wochen ohne Besuch wünschen? Gab es ein Gespräch mit Eltern und Schwiegereltern? Und ist klar, wem Sie Ihre älteren Kinder anvertrauen, wenn es losgeht?

Etwa vier bis sechs Wochen vor der Geburt setzen Senkwehen ein und Gebärmutter und Kind bereiten sich allmählich auf die Geburt vor.

Auch hochschwanger dürfen Sie natürlich Auto fahren. Bitte legen Sie den unteren Teil des Dreipunktgurtes nicht über Ihren Bauch, sondern führen Sie diesen Teil unter dem Bauch entlang, sodass der Gurt auf Ihrem Becken in der Leiste aufliegt. Das Lenkrad sollte den Bauch möglichst nicht direkt berühren, damit Sie bei einem Aufprall durch den Airbag geschützt sind.

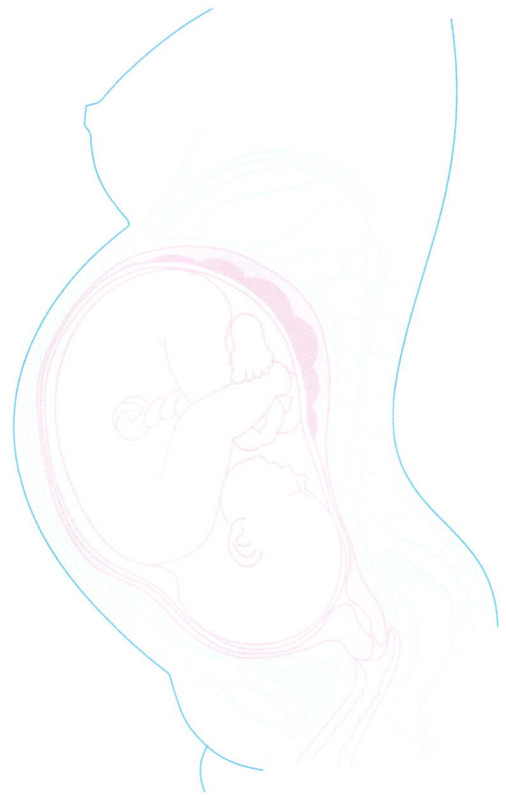

**Etwa im achten Monat begeben sich die meisten Kinder in die „Schädellage",
die sie bis zur Geburt beibehalten.**

So kommen Sie gut zu den Vorsorgeuntersuchungen bei Ihrer Hebamme oder Ihrem Frauenarzt.

Herz-Wehen-Schreiber oder CTG

In vielen gynäkologischen Praxen werden bereits ab der 28. Schwangerschaftswoche regelmäßig CTG-Kontrollen durchgeführt. CTG steht für Cardiotokograph, übersetzt: Herz-Wehen-Schreiber.

Zwei Messköpfe, die mit Gurten oder Fixiertüchern auf dem Bauch der Frau angebracht werden, geben Daten an das CTG weiter, das auf speziellem Papier zwei Linien aufzeichnet. Über einen Ultraschallkopf werden die Herztöne des Kindes aufgenommen, die als Schläge pro Minute in einer Bandbreite von 60 bis 200 aufgezeichnet werden. Der andere Messkopf besitzt einen Drucksensor, der die Festigkeit des Bauches registriert. Jede Bewegung des Kindes oder auch die Atmung der Frau wird über diesen Messkopf aufgenommen, aber eben auch eine Kontraktion der Gebärmutter oder eine Wehe. Je nach Größe des Bauches und der Festigkeit des Unterhautfettgewebes schlägt der Zeiger mehr oder weniger aus. Bei einem CTG kann also nur eine Aussage über die Abstände von Wehen gemacht werden, die Wehenstärke kann so nicht beurteilt werden.

Um ein CTG auswerten zu können, müssen mindestens 20 Minuten aufgezeichnet sein. Die Mittellinie oder Grundlinie der kindlichen Herztöne liegt bei den meisten Kindern zwischen 110 und 150 Schlägen pro Minute. Dabei soll die Aufzeichnung gerne eine unregelmäßige Zickzacklinie ergeben mit einer Bandbreite von zehn bis 30 Schlägen pro Minute und vielen Durchgängen durch die Grundlinie.

Der Drucksensor sollte vor dem Entbindungszeitraum nur ganz vereinzelt einmal eine Kontraktion aufzeichnen, aber zur Geburt Wehen in mehr oder weniger regelmäßigem Abstand.

Es gibt auch Hebammen, die ein eigenes CTG-Gerät besitzen. In der Praxis nutzen sie es allerdings nicht routinemäßig.

Senkwehen

Nicht jede Schwangere registriert Senkwehen, die ca. vier bis sechs Wochen vor der Geburt auftreten. Oft bemerken sie allerdings hinterher eine Formveränderung ihres Bauches. Der Druck in der Magen-

gegend lässt nach oder Sie können wieder einfacher oder tiefer ein-
atmen. Das Kind nimmt erste Beziehung zum knöchernen Becken der
Frau auf und verändert seine Lage. Bei einer Schädellage befindet sich
der Po des Kindes nach den Senkwehen etwa in der Nähe des Bauchnabels.

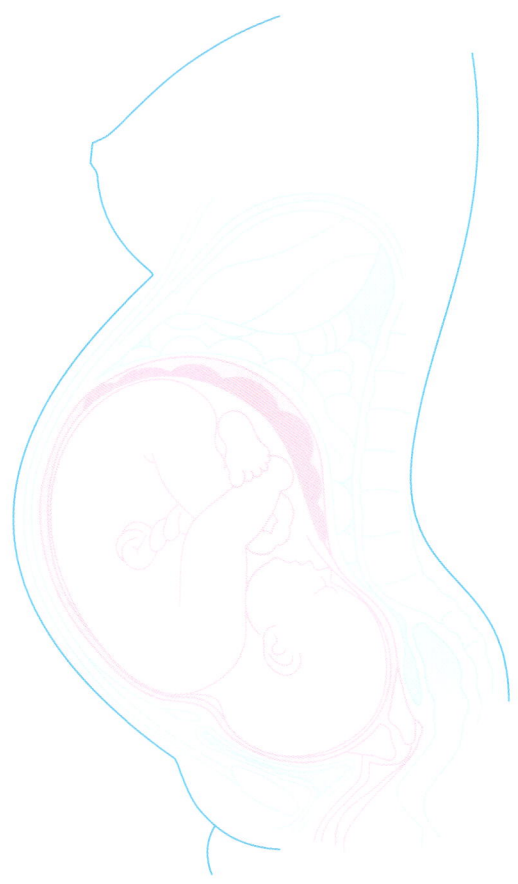

**Durch die Senkwehen verändert das Kind seine Lage. Befindet es sich in
„Schädellage", liegt der Po etwa in der Nähe des Bauchnabels.**

Frauen, die Senkwehen wahrnehmen, berichten häufig von Kontraktionen über einen halben oder ganzen Tag in nicht ganz regelmäßigen Abständen von ca. zehn Minuten bis zu einer halben Stunde.

Dabei bemerken Sie ein deutliches Hartwerden des Bauches, der sich währenddessen etwas aufrichtet oder nach vorne wölbt. Begleitet sind die Senkwehen häufig von einem Ziehen in der Leistengegend, das auch mit dem Schmerz einer Monatsblutung verglichen wird.

Gebärmutterhals verkürzt sich

Der Gebärmutterhals – die Zervix – schützt das Kind vor einer vorzeitigen Geburt. Zum einen, weil der Zervixkanal mit einem Schleimpfropf verschlossen ist, der verhindert, dass Keime aus der Scheide in die Gebärmutterhöhle gelangen können. Zum anderen, weil der Gebärmutterhals in seiner derben Konsistenz mit einer Länge von durchschnittlich 4,5 Zentimetern die Gebärmutter sicher und fest verschließt.

Erst wenn der Kopf des Kindes so groß ist, dass er nicht mehr in das kleine Becken der Mutter rutschen kann, kann sich der Gebärmutterhals entspannen und auf die Geburt vorbereiten. Dabei wird er mit jeder Kontraktion des Bauches ein klein wenig weicher und kürzer. Das geschieht zunächst fast unmerklich.

Bis zum Beginn der eigentlichen Geburt ist der Gebärmutterhals fast völlig „verbraucht". Das Gewebe des Gebärmutterhalses wird ein Teil der unteren Gebärmuttermuskulatur.

Fachausdrücke, die Sie dann hören oder in Ihrem Mutterpass lesen können, beziehen sich auf die Konsistenz des Gebärmutterhalses mit den Worten *derb* oder *weich* und auf die Länge.

Muttermundreife

Bei Frauen, die ihr erstes Kind zur Welt bringen, wird sich immer zunächst der Gebärmutterhals „verbrauchen", bevor der Muttermund sich öffnet. Bei Mehrgebärenden – also Frauen, die mindestens ihr zweites Kind bekommen – kann sich der Muttermund auch schon öffnen, wenn der Gebärmutterhals noch zu einem Drittel erhalten oder wulstig ist. Öfters erleben wir Mehrgebärende, deren Muttermund schon lange vor Beginn der eigentlichen Geburtswehen bis zu drei Zentimeter geöffnet ist.

||| Muttermundreife

Hat sich durch die Wehen der Gebärmutterhals „verbraucht", öffnet sich der Muttermund. Im Laufe der Geburt wird er sich bis zu zehn Zentimeter öffnen. Für die Geburt „reif" ist er, wenn er mindestens für eine Fingerkuppe einlegbar ist, also beginnt, sich zu öffnen.

Der Muttermund öffnet sich weiter und ist zum Beispiel
- für einen Finger durchgängig
- ein bis zwei Zentimeter geöffnet
- bis zu zehn Zentimeter (vollständig) geöffnet.

Nun setzen die Presswehen ein.

Bei einer Frau, die ihr erstes Kind bekommt, sprechen Hebammen von einem für eine Geburt „reifen" Muttermund, wenn dieser für eine „Fingerkuppe einlegbar" ist, „für einen Finger durchgängig" oder ein bis zwei Zentimeter eröffnet ist.

Das Kind nimmt Beziehung zum kleinen Becken auf

Mit den Senkwehen vier bis sechs Wochen vor der Geburt nimmt der vorangehende Teil des Kindes (also der Kopf, die Füße oder der Po) eine Beziehung zum kleinen Becken auf. Wie das vor sich geht, erklären wir Ihnen anhand des kindlichen Kopfes:

Der Eingang in das kleine Becken wird vom Schambein, dem Darmbein und dem Kreuzbein gebildet. Zusammen bilden sie einen Ring als Übergang von dem großen in das kleine mütterliche Becken. Erst während der Geburt wird das Kind diesen Ring passieren und mit seinem Kopf ins kleine Becken rutschen.

In der Zeit vor der Geburt sucht das Kind eine für die Geburt günstige Position und nimmt dabei eine Beziehung zum Becken auf, wie wir Hebammen sagen. Ihr Kind wird seinen Kopf vielleicht schon ein wenig beugen, diesen passgenau auf den Ring des Beckeneingangs legen und dort die Geburt abwarten.

Seien Sie nicht enttäuscht, wenn Ihnen die Hebamme zu Beginn der Geburt sagt, dass sie den Kopf Ihres Kindes auf dem Beckeneingang ertastet, obwohl bei dem letzten Vorsorgetermin davon gesprochen wurde, dass der Kopf schon tief im Becken ist.

Beide Aussagen sind richtig. Zum Ende der Schwangerschaft beschreiben wir das Tiefertreten des kindlichen Kopfes mit der Beziehung zum mütterlichen Becken. Zunächst „ballotiert" der Kopf über dem Beckenring, er bewegt sich also hin und her, dann ist er „schwer beweglich" und schließlich „fest". Für den Geburtsbeginn befindet er sich dabei mit dem größten Durchmesser fest auf dem Beckeneingang.

Wenn der Kopf schon vor der Geburt eine Beziehung zum Becken aufgenommen hat, hat das den Vorteil, dass bei einem Blasensprung nur wenig Fruchtwasser abfließt und so ein Vorfall der Nabelschnur nicht möglich ist.

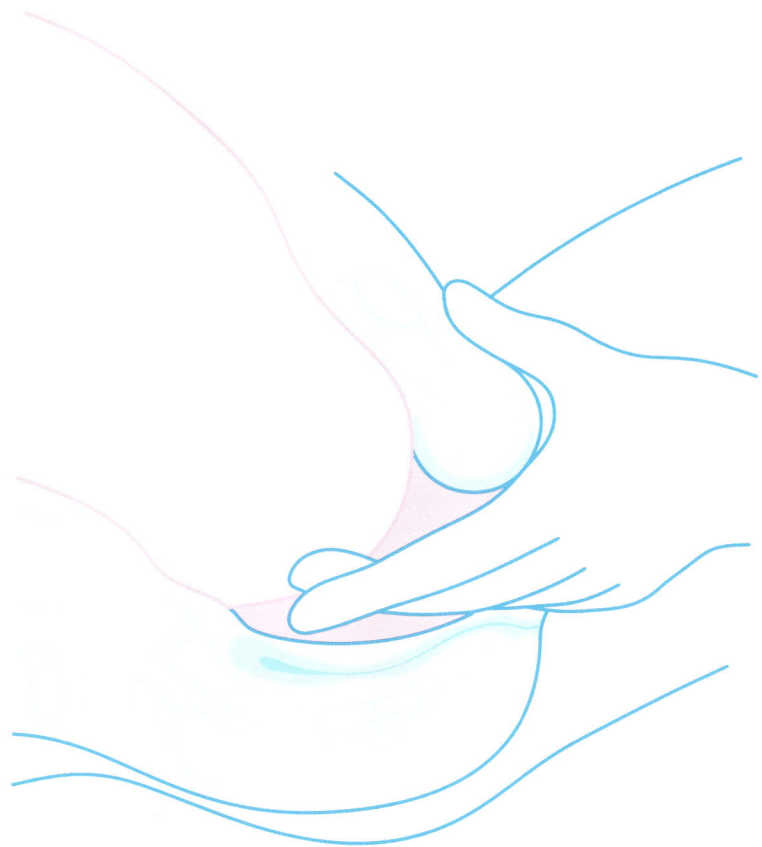

Die Hebamme ertastet vorsichtig die Lage Ihres Kindes.

Ihre Hebamme kann die Lage Ihres Kindes ertasten und kennt den Geburtsmechanismus. Sie wird Ihnen sagen, welche Körperhaltung Ihrerseits den Prozess unterstützen kann.

Über den Termin hinaus

Der Entbindungszeitraum umfasst fünf Wochen, nämlich drei vor dem errechneten Termin und zwei danach. Und erwiesen ist, dass die wenigsten Kinder direkt am errechneten Termin geboren werden. Sie kommen also früher oder später.

Kinder kommen, wann sie wollen – und eher selten am errechneten Termin. Der errechnete Termin wird lediglich durch Formeln bestimmt. Sowohl bei Naegele als auch im Ultraschall. Dabei ist überhaupt nicht berücksichtigt, dass wir Menschen unterschiedlich sind und dass es Ereignisse gibt, die die Zeit bis zur Geburt beschleunigen oder verzögern, so wie sich gelegentlich auch die Monatsblutung verschiebt.

Dass Schwangere nach dem errechneten Termin alle zwei Tage zu einer Vorsorgeuntersuchung gehen, ist wirklich nur eine Vorsichtsmaßnahme. Wären wir nicht alle so auf einen Termin fixiert, könnten wir doch geduldig warten, solange es Mutter und Kind gut geht.

Schon in der Schwangerschaft sagen viele Frauen, dass ihr Kind sicher „früher" komme. Und viele gut gemeinte Anrufe von Verwandten und Bekannten, die sich nach dem Befinden der Mutter erkundigen wollen, setzen diese zusätzlich unter Druck. Selbst die Urlaubspläne der Partner geraten ins Wanken.

Genießen Sie die letzten Tage vor der Geburt. Erst wenn Sie den ganzen Stress hinter sich lassen können, sind Sie bereit zum Gebären.

Geburtshaus- und Klinikkoffer packen

Spätestens zu Beginn des errechneten Entbindungszeitraumes sollte Ihre Tasche gepackt und griffbereit sein. So sind Sie immer startklar.

Zur Geburt können Sie in den meisten Fällen ein OP-Hemd bekommen, also eine Art Nachthemd in Einheitsgröße, das vorne oder hinten offen ist. Ebenso ist es möglich, dass Sie im Entbindungszimmer ein eigenes Nachthemd oder T-Shirt tragen. Bedenken Sie bei der Wahl des Shirts, dass Ihnen warm wird, da Wehen anstrengend sind und zudem die Raumtemperatur in den Entbindungsräumen recht hoch ist. Auch genügend Bewegungsfreiheit sollte gewährleistet sein.

Zusätzlich benötigen Sie offene Hausschuhe oder Ähnliches, die schnell an- und ausgezogen werden können und auch bei geschwollenen Füßen passen. Bademantel und warme Socken können, je nach Jahreszeit, zum Umherlaufen angenehm sein. Handtücher werden Ihnen nicht gestellt, auch Kosmetika müssen Sie sich mitbringen. Die Slips, die Sie nach der Geburt anziehen, sollten groß genug und dehnbar sein. Saugfähige Vorlagen für die ersten Tage nach der Entbindung werden Sie in den meisten Häusern erhalten.

Für die anschließende Zeit als Wöchnerin benötigen Sie Nachthemden und bequeme Kleidung. Sinnvoll ist, Oberteile zu tragen, die sich vorne öffnen lassen. Das ist beim Stillen praktischer. Anfangs wird die Kleidung, die Sie vor der Schwangerschaft getragen haben, noch nicht passen, denn es dauert eine gewisse Zeit, bis sich Ihr Bauch zurückgebildet hat. Für die Stillzeit brauchen Sie bald nach der Geburt mehrere Still-BHs oder bequeme Bustiers. Stilleinlagen gehören zur Ausstattung einer Wochenstation.

Auch die werdenden Väter sollten sich Gedanken machen, was sie im Entbindungszimmer anziehen. Wie bereits erwähnt, ist es dort immer recht warm. Dazu kommt die Aufregung. Da kann ein Wollpullover, den man sich zum Beispiel nachts mal eben gegriffen hat, doch unangenehm sein. Das sogenannte Zwiebelprinzip ist vorteilhafter, so haben Sie für jede Temperatur die richtige Kleidung dabei und fühlen sich wohler. Auch Sie als Vater sollten ein Paar Hausschuhe dabei haben. Die Geburt Ihres Kindes im Entbindungszimmer mit Straßenschuhen zu erleben, in denen Sie sich nicht einmal eben zu Ihrer Frau ans Bett setzen oder sich wie zu Hause bewegen können, kann Distanz schaffen.

Ihre Tasche sollte im Entbindungszeitraum fertig gepackt sein.

Denken Sie zusätzlich an etwas zum Lesen, an die Telefonnummern, die Sie gebrauchen könnten, eventuell an einen Fotoapparat, einen Snack für zwischendurch, ein Getränk und wichtige Dokumente. Auf jeden Fall dürfen Sie den Mutterpass nicht vergessen.

Ihr Kind ist für den stationären Aufenthalt versorgt. Die Kleidung sowie Windeln und Pflegeartikel – soweit nötig – werden vom Haus zur Verfügung gestellt.

Einige Krankenhäuser bieten einen Neugeborenenfotoservice an. Falls Ihr Kind bei der Gelegenheit eigene Kleidung anziehen soll, legen Sie die Kleidung zu Hause bereit und packen Sie sie mit ein. Ebenso benötigen Sie für die Heimfahrt eigene Babykleidung. Mütze, Jacke und eine Decke nicht vergessen. Für die erste Autofahrt mit Ihrem Kind muss ein Autokindersitz vorhanden sein. Zur Sicherheit sollten Sie den Sitz bereits vor der Geburt schon einmal eingebaut haben, um sich mit der Handhabung vertraut zu machen. Sollten sie nicht mit dem Auto fahren, benötigen Sie einen Kinderwagen oder ein Tragesystem.

Was für Sie in einer Klinik bereitgestellt wird, ist regional unterschiedlich. Was Sie mitbringen sollten, erfahren Sie bei den Informationsabenden. Auch Ihre Hebamme kann Ihnen wertvolle Informationen, individuell zu Ihrer Situation passend, geben.

||| Ich packe meinen Koffer ...

Das gehört in den Geburtshaus- oder Klinikkoffer:
- Nachthemd oder T-Shirt
- Hausschuhe
- Bademantel
- warme Socken
- Handtücher
- Kosmetika
- Slips
- Still-BH/Bustier
- bequeme Kleidung
- Buch, Telefonnummern, Geld, Fotoapparat
- Babykleidung

Dabei haben sollten Sie zudem einen Autokindersitz oder einen Kinderwagen für die Fahrt nach Hause.

Dokumente, die Sie in der Klinik benötigen:
- Mutterpass
- Krankenkassenversicherungskarte

Für die standesamtliche Meldung des Kindes:
- Heiratsurkunde (oder bei unverheirateten Müttern die Geburtsurkunde)
- gegebenenfalls Vaterschaftsanerkennung

Vorzeichen des Geburtsbeginns

Wenige Tage vor der Geburt sind Sie selbst vielleicht entspannter und strahlen Zuversicht aus, dass die Geburt schon irgendwann losgehen werde. Der „Nestbau" lässt Sie vielleicht noch einmal einkaufen gehen. Oder sie fangen an, Fenster zu putzen oder die Babysachen ein weiteres Mal zu waschen.

Die Geburt eines Kindes ist in den meisten Fällen kein plötzliches Ereignis. Frau und Kind benötigen ein paar Tage, bis die Geburt, auch für jeden ersichtlich, beginnt. Wundern Sie sich nicht, wenn nun auch Ihre Katze oder Ihr Hund anhänglich werden.

Zum Ende der Schwangerschaft fühlen Frauen oft eine gewisse Überempfindlichkeit und innere Unruhe. Viele Schwangere verspüren Beschwerden in Form von leichtem bis schmerzhaftem Ziehen in Rücken und Unterbauch. Auch zu Durchfall und Erbrechen kann es kommen. Zu den Vorboten der Geburt kann ebenso ein verstärktes Druckgefühl auf Blase und Scheide gehören. Aber all diese Vorzeichen sind in den meisten Fällen verschwunden, wenn es dann wirklich losgeht.

Schleimabgang

Kontraktionen, die den Gebärmutterhals weicher werden lassen und verkürzen und den Muttermund ein wenig öffnen, lösen die bislang schützende Schleimschicht. Dadurch kommt es zum Abgang des Schleimpfropfs, einer mehr oder weniger flüssigen, durchsichtigen Substanz, die mit wenigen Blutschlieren durchsetzt ist. Dieser Vorgang muss Sie nicht beunruhigen. Die Schleimabsonderung birgt keine Gefahr, sie zeigt lediglich, dass sich die Gebärmutter langsam auf die Geburt vorbereitet, die in wenigen Tagen beginnen wird.

Der Abgang des Schleimpfropfs wird nicht von jeder Schwangeren wahrgenommen. Manchmal ist der Ausfluss nur minimal oder wird bereits von der Scheidenwand wieder aufgenommen.

Schmierblutung

Zu einer Schmierblutung kann es in den Tagen vor der Geburt vermehrt kommen, weil der Muttermund am Ende der Schwangerschaft stark durchblutet ist. Meist handelt es sich dabei um eine sogenannte Kontaktblutung, die vermehrt nach Geschlechtsverkehr oder einer vaginalen Untersuchung auftritt. Oft ist dann das Blut schon bräunlich, wenn Sie die Blutung entdecken. Dieses Phänomen wird auch als „Zeichnen" beschrieben.

Durchfall

Vielleicht haben Sie sich schon gefragt, was mit dem Darminhalt passiert unter der Geburt, wenn Sie Ihr Kind auf die Welt schieben?

Seien Sie unbesorgt, der Körper hilft sich in den allermeisten Fällen selbst. Wie vor Prüfungen und für uns schwierigen Aufgaben, haben Schwangere in den Tagen vor der Geburt oftmals Durchfall. Der Körper reinigt sich, könnte man auch sagen. Dabei kommt der Durchfall nicht durch falsches Essen und kündigt auch keine Magen-Darm-Verstimmung an.

Früher hat man in einer Klinik einen Einlauf bekommen, der den Enddarm reinigen und dabei Wehen anregen oder verstärken sollte. Es hat sich aber gezeigt, dass dadurch die Geburt nicht beschleunigt wird.

Sie können also getrost auf abführende Mittel, die Ihnen routinemäßig angeboten werden, verzichten.

Hilfe, es geht los!

Immer wenn Sie das Gefühl haben, fachliche Unterstützung zu benötigen, wenden Sie sich an Ihre Hebamme, Ihren Frauenarzt oder fahren Sie ins Geburtshaus oder in die von Ihnen ausgewählte Klinik.

Gelegentlich ist es schwer zu entscheiden, wohin man zu welchem Zeitpunkt gehen soll, wenn der Ablauf bei besonderen Vorkommnissen oder zu Beginn der Geburt mit Ihnen im Vorfeld nicht genau besprochen worden ist.

Bei akuten, heftigen Anzeichen sollten Sie sofort dorthin fahren, wo Sie entbinden wollen. Akut und heftig sind hellrote, stärkere Blutungen aus der Scheide, kräftige, regelmäßige Wehen oder der Abgang von wenigem grünlichen Fruchtwasser oder einer größeren Menge klaren Fruchtwassers. Bitte machen Sie sich bei hellroter, stärkerer Blutung aus der Scheide sofort auf den Weg in einen Kreißsaal einer Klinik.

Wehen kommen nicht so plötzlich, als dass Sie nicht noch Zeit hätten, Ihre Kinder unterzubringen und Ihren Partner zu informieren, und auch ein Blasensprung lässt Ihnen Zeit, alles noch zu organisieren.

Wehen

Das Zusammenziehen der Gebärmuttermuskulatur wird als Kontraktion oder Wehe bezeichnet. Je nach Zeitpunkt des Auftretens werden Wehen unterschiedlich eingeordnet. Eröffnungswehen, die bereits vor dem Entbindungszeitraum einsetzen, können zu einer Frühgeburt führen. In dem Fall suchen Sie bitte eine Klinik mit angeschlossener Kinderklinik auf.

||| Wehen

Schwangerschaftswehen oder **Kontraktionen** treten in jeder Schwangerschaft in Form einer Verhärtung des Bauches auf. Nicht jede Frau verspürt diese unregelmäßigen, schmerzlosen Wehen. Sie wirken nicht öffnend auf den Muttermund und können als Übung der Gebärmutter angesehen werden.

Senkwehen beginnen um die 36. Schwangerschaftswoche. Sie werden oft als Ziehen in Rücken oder Unterbauch bemerkt und bewirken, dass Kopf oder Steiß des Kindes Beziehung zum mütterlichen Becken aufnehmen, das heißt tiefer in Richtung Geburtskanal rutschen.

Die **Eröffnungswehen** setzen zu Beginn der Geburt ein. Sie treten am Anfang oft noch unregelmäßig und in großen Abständen auf. Nach und nach wird die Wehentätigkeit regelmäßiger und auch schmerzhafter. Der Übergang von unregelmäßiger Wehentätigkeit in regelmäßige Wehentätigkeit kann sich über mehrere Stunden hinziehen. Erst regelmäßige und schmerzhafte Wehen bewirken eine deutliche Öffnung des Muttermundes. Die anfänglich unkoordinierten Eröffnungswehen sind dennoch nicht umsonst. Sie machen den Muttermund weich und leisten so wichtige Vorarbeit für die spätere Öffnung.

Ist der Muttermund vollständig geöffnet und der kindliche Kopf tief in das Becken der Mutter gerutscht, gehen die Eröffnungswehen in **Presswehen** über. Sie schieben, unterstützt durch die mütterlichen Bauchmuskeln, das Kind durch das Becken. Durch die aktive Mitarbeit der Schwangeren werden die Presswehen als anstrengend, aber weniger schmerzhaft empfunden.

Ist das Kind geboren, beginnt die Nachgeburtsphase, und es setzen **Nachgeburtswehen** ein. Sie sind zuständig für eine Ablösung der Plazenta von der Gebärmutterwand und die nachfolgende Geburt des Mutterkuchens. Im weiteren Verlauf des Wochenbetts unterstützen die **Nachwehen** die Rückbildung der Gebärmutter.

Um Wehen zu beurteilen, die eine Geburt ankündigen, müssen Sie sowohl die Intensität, die Regelmäßigkeit als auch den zeitlichen Abstand berücksichtigen.

Die Intensität gibt die Stärke einer Wehe an. Handelt es sich um ein Ziehen in der Leiste, wenn der Bauch hart wird, oder spüren Sie dabei Schmerzen im Rücken oder ein unangenehmes Druckgefühl auf den Beckenboden? Wenn Sie die Unterhaltung mit Ihrem Partner oder anderen Personen während mehrerer Wehen unterbrechen müssen, weil Sie sich auf die Atmung zur Schmerzverminderung konzentrieren, haben Sie wahrscheinlich kräftige Wehen und die Geburt hat angefangen.

Stärke und Frequenz der Wehen nehmen im Laufe der Geburt zu.

Neben der Intensität, also der Stärke der Wehen, ist die Regelmäßigkeit der Wehen wichtig. Da Eröffnungswehen von einem Geburtshormon gesteuert werden, das allmählich ein schwangerschaftserhaltendes Hormon verdrängt, kommt es schließlich zu regelmäßigen Wehen, die dann auch nicht mehr aufzuhalten sind. Diese Regelmäßigkeit der Wehen ist wichtiger als der Abstand zwischen zwei Wehen.

Der Wehenabstand wird gemessen vom Anfang der einen Wehe bis zum Beginn der nächsten Wehe. Allein der Abstand der Wehen aber sagt nichts darüber aus, wie weit die Geburt vorangeschritten ist. Drei- bis vierminütige leichte Wehen können zum Fortgang einer Geburt genauso viel bewirken wie kräftige Wehen alle zehn Minuten.

Blasensprung

Die Fruchtblase kleidet die Gebärmutter von innen aus und überzieht dabei auch den Mutterkuchen und die Nabelschnur. So ist Ihr Kind rundherum von der Fruchtblase umgeben. Darin befindet sich das Fruchtwasser, in dem Ihr Kind vor Stößen und allzu viel Bewegung geschützt liegt. An der Stelle, an der die Fruchtblase über dem Gebärmutterhals, also dem Ausgang der Gebärmutter liegt, kommt es, bevor Ihr Kind geboren wird, zu einem sogenannten Blasensprung. Dabei reißt die Haut der Fruchtblase ein, sodass Fruchtwasser ablaufen kann. Frauen, bei denen die Geburt mit einem Blasensprung beginnt, berichten wirklich von einem kleinen Knall oder einem inneren Gefühl des Zerplatzens. Dieser Vorgang ist überhaupt nicht schmerzhaft, aber ungewohnt, weil eine Flüssigkeit abfließt, die nicht aufzuhalten ist. Seien Sie aber unbesorgt. Es kommt eher selten zu peinlichen Situationen wie einem Blasensprung an der Kasse eines Supermarktes.

Zum Fruchtwasserabgang, also dem Blasensprung, kann es zu jedem Zeitpunkt der Geburt kommen, bereits vor Beginn der Wehentätigkeit oder im weiteren Verlauf der Geburt. Der sogenannte vorzeitige Blasensprung – vor den Wehen oder in der frühen Eröffnungsphase des Muttermundes – gilt immer als Beginn der Geburt. Aber egal wie viel Fruchtwasser auch abgeht, durch die Fruchtblase wird immer noch ein wenig neu gebildet, sodass Ihr Kind nicht im Trocknen liegt. Es reicht, wenn Sie nun Ihre Sachen packen, alles organisieren, was Sie sich für den Beginn der Geburt vorgenommen haben und dann Ihre Hebamme kontaktieren oder in die Klinik fahren.

Ein vorzeitiger Blasensprung ist immer der Beginn der Geburt.

Von einem rechtzeitigen Blasensprung sprechen wir, wenn die Fruchtblase bei einer Muttermundweite von etwa sieben Zentimetern springt. Heute wird nur noch in wenigen Ausnahmen die Fruchtblase unter der Geburt durch die Hebamme geöffnet. Wir vertreten die Meinung, dass die Fruchtblase den Kopf ein wenig polstert und solange wie möglich schützend vor dem sich öffnenden Muttermund liegen darf.

Wenn das Fruchtwasser in einem Schwall abgeht, also viel Fruchtwasser auf einmal kommt, können Sie sich sicher sein, dass die Fruchtblase gesprungen ist. Oft hat aber der Kopf des Kindes zum Ende der Schwangerschaft schon Beziehung zum mütterlichen Beckenrand aufgenommen und verhindert so, dass das Fruchtwasser auf einmal entweicht. Dann kommt vielleicht eine Menge von zwei bis drei Esslöffeln, und danach rinnt es nur noch wenig weiter, wie bei einem tropfenden Wasserhahn. Auch kommt es vor, dass ein Riss im oberen Bereich der Fruchtblase entsteht und nur ganz geringe Mengen an Fruchtwasser abfließen. Oder dass der Schleimpfropf sich löst und in sehr flüssiger Form abgeht. Es ist also nicht so leicht, den Abgang einer klaren Flüssigkeit aus der Scheide richtig zu beurteilen.

Da aber mit einem Blasensprung zumindest theoretisch eine Öffnung zum Kind besteht, sollte eine genauere Untersuchung durch Ihre Hebamme oder Ihren Frauenarzt die Ursache klären. Etwa einen Tag nach einem Blasensprung wird der Mutter in vielen Kliniken vorsichtshalber ein Antibiotikum gegeben, um die Keime, die durch die Scheide in die Fruchtblase gelangen könnten, abzufangen.

Blasensprung

- **Vorzeitiger Blasensprung:** vor dem Einsetzen der Wehen oder in der frühen Eröffnungsphase des Muttermundes
- **Rechtzeitiger Blasensprung:** bei etwa sieben bis zehn Zentimetern Muttermundöffnung

Der Geburtstag

Hat die Geburt erst einmal richtig begonnen, dann wird aus diesem oder dem nächsten Tag der Geburtstag Ihres Kindes. Wir gehen davon aus, dass Sie den von Ihnen gewählten Entbindungsort gut erreicht haben, dass die von Ihnen gewünschte Person sie begleitet, dass Sie Geschwisterkinder und Haustiere gut untergebracht haben und Ihr eigener Kopf soweit frei ist, dass Sie sich auf diese Geburt konzentrieren können. Nun wird bald klar, ob Sie eine Zeit erwischt haben, in der es etwas ruhiger ist, oder eine hektische, in der mehrere Kinder zeitgleich geboren werden wollen.

Immer wieder kommt es vor, dass kräftige Wehen, die die ganze Zeit in regelmäßigen Abständen kamen, am Entbindungsort wieder aufhören oder weniger werden. Dann lassen Sie sich getrost wieder nach Hause schicken. Lange wird es nicht mehr dauern bis zum Einsetzen der Eröffnungswehen. Und eine Autofahrt nach Hause bringt viel mehr für den Geburtsfortschritt als ein langweiliges Warten in fremder Umgebung.

Wenn Sie meinen, Sie können nicht mehr, dauert es nicht mehr lange und Ihr Kind ist auf der Welt.

Vielleicht sind Ihre Wehen aber auch schon so stark, dass Sie sich auf die Geburt konzentrieren müssen. Und Sie hadern mit sich, ob Sie bereit sind, den Schmerz lange auszuhalten.

Bei normalem Geburtsverlauf kommen Sie an einen Punkt, an dem Sie sich vom Schmerz überfordert fühlen. Aber genau dann ist der Muttermund fast vollständig geöffnet, und Sie können Ihrem Kind bald aktiv helfen auf dem Weg nach draußen.

Vielleicht braucht es die Schmerzen und die große Anstrengung, damit die Geburt etwas ganz Besonderes wird und Gefühle entstehen, mit denen Sie auch in der Trotzphase und Pubertät Ihr Kind lieben können?

Ihre Hausgeburtshebamme wird Sie gut kennen. Sie kennt den Verlauf Ihrer Schwangerschaft und vertraut Ihnen in der Geburt. Auch im Geburtshaus und in dem von Hebammen geleiteten Kreißsaal werden Sie bekannt sein. Da werden Sie sich gleich weiter auf Ihre Geburt konzentrieren können.

Gut, wenn Sie sich in Ihrer Klinik schon in der Schwangerschaft angemeldet haben. Dann halten sich auch hier die Aufnahmeformalitäten in Grenzen.

Aufnahme

Nur durch Kombination von Befunden kann der Geburtsfortschritt eingeschätzt werden. Deshalb werden bei der Aufnahme in die Klinik die Aufzeichnung der kindlichen Herztöne und der Wehentätigkeit (mittels CTG) sowie eine vaginale Untersuchung durchgeführt, die gegebenenfalls noch durch eine Ultraschalluntersuchung ergänzt werden.

Genauso aussagekräftig wäre eine vaginale Untersuchung in Kombination mit dem Ertasten der Wehen durch die Hebamme und gelegentlichem Hören der Herztöne mit dem Pinard-Hörrohr oder dem Dopton, einem kleinen Herztonultraschallgerät.

Ergeben diese Untersuchungen, dass die Geburt begonnen hat, werden Sie aufgenommen. In den Kliniken ist der genaue Ablauf unterschiedlich. Ob Sie gleich ab Geburtsbeginn im Kreißsaal bleiben oder sich noch vorübergehend in anderen Räumlichkeiten aufhalten, hängt von den örtlichen Gegebenheiten ab. Immer wird eine Hebamme für Sie ansprechbar sein.

- **Pinard-Hörrohr:** ein spezielles Holzrohr der Hebammen zum Hören der kindlichen Herztöne
- **Dopton:** ein kleines tragbares Herztonultraschallgerät

Geburtseinleitung

Kurz vor der Geburt empfinden viele Frauen eine Schwangerschaft als belastend und möchten lieber heute als morgen ihr Kind gebären. Dies sollte aber kein Grund sein, sich frühzeitig für eine Geburtseinleitung zu entscheiden. Ein Einleitungsversuch kann zwar schon nach Abschluss der 37. Schwangerschaftswoche unternommen werden, ist aber zu diesem frühen Zeitpunkt oft wenig Erfolg versprechend und wird meist nur durchgeführt, wenn die Einleitung einen gesundheitlichen Vorteil für Mutter oder Kind bedeutet.

Eine Einleitung der Geburt gelingt leichter, wenn die Schwangerschaft fortgeschritten ist und Ihr Kind sowieso bald kommen wird. Voraussetzung ist allerdings eine genaue Berechnung des Schwangerschaftsalters. Hier zeigen sich immer wieder Abweichungen zwischen dem errechneten Entbindungstermin und dem tatsächlichen Alter der Schwangerschaft.

Probleme mit der Temperaturregulation oder auch Stillprobleme können Hinweise auf eine gewisse Unreife des Neugeborenen sein, wenn er zu früh geboren wurde.

Ist der Schwangerschaftsverlauf normal, wird das Warten auf das natürliche Ende der Schwangerschaft oft mit einer schönen Geburt und einem unkomplizierten Start in das Familienleben belohnt.

Nur wenige Situationen rechtfertigen eine medikamentöse Geburtseinleitung. Dazu gehört zum Beispiel die Überschreitung des Geburtszeitraums. Die Leistungsfähigkeit des Mutterkuchens nimmt nach einer 42. Schwangerschaftswoche nachweislich ab. Auch ein vorzeitiger Blasensprung macht eine Geburtseinleitung nötig, sofern nach vielen Stunden keine Wehentätigkeit einsetzt. Ist die Fruchtblase geöffnet, können Keime durch die Scheide zum Kind gelangen. Zur Vermeidung einer Infektion wird die Geburt in den nächsten 24 bis 48 Stunden angestrebt.

Soll die Schwangerschaft beendet werden, entscheidet unter anderem auch die Reife des Gebärmutterhalses und des Muttermunds darüber, wie die Geburt eingeleitet wird. Bei der medikamentösen Geburtseinleitung werden Tabletten oder ein Vaginalgel zur Reifung des Gebärmutterhalses verabreicht.

Bleiben Sie entspannt, bis der Geburtszeitraum ausgeschöpft ist.

Ist der Muttermund bereits geburtsreif, kann mithilfe des sogenannten „Wehentropfes" die Wehentätigkeit angeregt werden.

Alternative Möglichkeiten der Geburtseinleitung sind nicht ausreichend genug durch Studien belegt. So könnte aber eine Stimulation der Brust ein Zusammenziehen der Gebärmutter auslösen. Das Sperma des Mannes enthält in geringen Mengen das geburtsvorbereitende Hormon Prostaglandin, das synthetisch hergestellt auch in der Klinik zur Geburtseinleitung verwendet wird.

Lange Zeit wurde die Herstellung eines sogenannten Wehencocktails empfohlen, der unter anderem Rizinusöl enthielt. Die Mischung löste Darmaktivitäten aus und führte gelegentlich zu Überreaktionen. Der

Cocktail sollte daher nicht ohne fachkundige Begleitung eingenommen werden.

Die alternative Medizin versucht über die Stabilisierung des mütterlichen Befindens eine rechtzeitige Geburt auszulösen. Spezielle Akupunkturpunkte, die vor dem Entbindungszeitraum gemieden werden, können jetzt angesprochen, bestimmte homöopathische Mittel, Bachblüten und Aromen verabreicht werden. Auch die Stimulierung spezieller Massagepunkte der Reflexzonentherapie könnte nun der Geburtseinleitung dienen.

Eröffnungsphase

Aus medizinischer Sicht wird die Geburt in mehrere Phasen eingeteilt: Eröffnungsphase, die Übergangs- und Austreibungsphase und Nachgeburtsphase. Die einzelnen Abschnitte gehen fließend ineinander über. Das Ende der einen Phase und den Anfang der nächsten Phase werden Sie also nicht klar erkennen. Die Eröffnungsphase umfasst den Zeitraum vom Einsetzen der Wehentätigkeit bis zur vollständigen Eröffnung des Muttermundes. Der kindliche Kopf oder – bei einer Beckenendlage – der Po müssen jetzt noch tiefer ins mütterliche Becken rutschen und sich drehen. Mütterliche Bewegung hilft dem Ungeborenen bei seinem Weg durch den Geburtskanal. Um die Kräfte von Mutter und Kind zu schonen, muss hier Geduld bewahrt werden. Auch wenn schon ein leichter Drang zum Hinausschieben des Kindes spürbar ist, muss das Kind die unterschiedlichen Ebenen passiert haben, bevor Sie als werdende Mutter aktiv mitarbeiten können.

Eine Atmung, die die Wehe erwartet und begleitet, hilft Ihnen bei der Bewältigung Ihrer Arbeit und versorgt Ihr Kind mit ausreichend Sauerstoff.

Bewegung durch unterschiedliche Gebärhaltungen oder abwechseln- des Abstützen eines Fußes auf einer kleinen Erhöhung bewegt Ihr Becken um den Kopf des Kindes herum. Dabei kann der Kopf Ihres Kindes langsam den Beckeneingang passieren.

Eine aufrechte Haltung Ihrerseits unterstützt den Geburtsfortschritt durch die Schwerkraft. Dabei kann Ihr Kind seinen Kopf gebeugt hal- ten und so den einfachsten Weg durch Ihr Becken finden. Lassen Sie sich von Ihrer Hebamme eine jeweils günstige Haltung zeigen.

Muttermunderöffnung

Die Gebärmutter ist in der Lage, die Muskelmasse, die in der Schwan- gerschaft als Gebärmutterhals die Schwangerschaft und Ihr Kind schützt, soweit zu verlagern, dass sich zur Geburt eine im Durchmes- ser etwa zehn Zentimeter große Öffnung ergibt, durch die Ihr Kind geboren werden kann. Dabei wird bei jeder Wehe der Gebärmutter- muskel nach oben zusammengezogen und geht in der Entspannung nicht mehr ganz in seine alte Lage zurück.

Probieren Sie es aus: Legen Sie eine Puppe so in einen Rollkragenpull- over, dass der Kopf auf den Rollkragen drückt. Ihre Hand übernimmt den Part des Gebärmutterhalses, indem sie den Kragen umfasst und zuhält. Wenn Ihr Partner nun nur durch Zusammenziehen des Pull- overs den Rollkragen zunächst verkürzt und langsam dehnt, wird die Puppe mit dem Hinterkopf zuerst durch den Rollkragen geboren.

Die Eröffnungswehen bewirken nach den Senkwehen eine weitere Verkürzung des Gebärmutterhalses, eine Verlagerung des Muttermun- des in die sogenannte Führungslinie – also weiter ins Zentrum des Scheidenausgangs – und eine Eröffnung des Muttermundes auf etwa zehn Zentimeter. Wie lange dieser Vorgang dauert, ist ganz unter- schiedlich. Das hängt ab von der Vorarbeit, die durch Senkwehen in den Wochen vor der Geburt bereits geleistet wurde, von der Festigkeit des Muttermundes und von den Abständen und der Stärke der Wehen.

Bis das Kind wirklich geboren ist, scheint jede Frau eine ähnlich große Menge an Geburtsarbeit leisten zu müssen. Stellen Sie sich einen Sandberg zur Verdeutlichung der Wehenarbeit vor. Mit jeder Wehe tragen Sie eine größere oder kleinere Schaufel Sand von dem Sandberg ab. Bei der einen Geburt wird der Sandhügel kurz und heftig abgetragen und bei einer anderen gleichförmig und stetig, aber langsamer.

Ein Kind auf die Welt zu bringen ist Schwerstarbeit – für Mutter und Kind.

Tiefertreten des Kindes

Während der Eröffnungswehen, wenn der Muttermund sich langsam weitet, wird Ihr Kind mit Kopf oder Po langsam in das mütterliche Becken hineinrutschen. Wir Hebammen nennen dies das *Tiefertreten des Kindes*. Im Folgenden beschreiben wir Ihnen den Vorgang am Tiefertreten des kindlichen Kopfes.

Der Schädel Ihres Kindes wird aus mehreren Schädelknochen gebildet, die oben auf dem Kopf durch vier angrenzende Knochen eine Raute bilden. Am Hinterkopf bilden drei angrenzende Knochen ein Dreieck, das jeweils nicht von Knochen überzogen ist. Sie kennen diese Stellen wahrscheinlich schon unter dem Fachbegriff *große und kleine Fontanelle*.

Die Schädelknochen eines Ungeborenen sind noch weich genug, um sich für die Geburt aufgrund der Wehen ein wenig übereinander zu schieben. Nachdem der kindliche Kopf in den letzten Wochen Beziehung zum Becken aufgenommen hat und den Beckenring, also den Eingang in das sogenannte kleine Becken, abdichtet, ist er unter der Geburt in der Lage, seine Schädelknochen soweit übereinander zu schieben, dass er in das Becken hineinrutschen kann. Dabei beugt das Kind den Kopf und passt sich der Form des Beckeneingangs an, indem es mit dem Gesicht zum linken oder rechten Beckenrand seiner Mutter gedreht ist.

Wenn zu diesem Zeitpunkt die Fruchtblase schon offen ist, merken Sie vielleicht, dass vermehrt Fruchtwasser abfließt, nachdem der Kopf mit dem größten Durchmesser den Beckeneingang passiert hat.

Das kleine Becken ist im Inneren fast rund. Es bietet genügend Raum für den kindlichen Kopf. Und Ihr Kind weiß, dass es hier eine Vierteldrehung machen muss, damit es das Becken dann wieder verlassen kann.

Die Bewegung mit gebeugtem Kopf ist ein gleichzeitiges Tiefertreten und Hineindrehen. Und dabei wird dann auch der Muttermund vollständig eröffnet sein und spätestens jetzt die Fruchtblase platzen.

Um zwischen Sitzbeinhöckern, Steißbein und Schambein das Becken wieder verlassen zu können, drehen die meisten Kinder ihr Gesicht nach hinten zum mütterlichen Steißbein und werden dann auch in dieser Position durch die Scheide geboren. Wenn der Kopf Ihres Kindes über den Damm geboren wird, können so die Schultern bereits ins kleine Becken eintreten.

Manche Kinder haben anscheinend mehr Platz, wenn Sie ihr Gesicht nach vorne zum Bauch der Mutter drehen. Auch das ist in Ordnung. So können sie lediglich ihren Kopf nicht einfach anheben auf ihrem Weg durch die Scheide, sondern müssen ihn noch weiter beugen. Kinder, die in dieser sogenannten hinteren Hinterhauptslage geboren werden, also mit ihrem Gesicht nach vorne in Richtung Bauch der Mutter schauen, werden auch *Sternengucker* genannt.

Entspannung trotz Wehen

Die Eröffnungswehen fordern viel Energie, sie führen Sie immer weiter in die Geburtsarbeit. Regelmäßige, kräftige Wehen erfordern Ihre ganze Aufmerksamkeit, in den Wehenpausen können Sie sich immer wieder kurz erholen. Es ist gut, wenn Ihnen alles um Sie herum langsam egal wird und Sie sich gemeinsam mit Ihrem Kind auf Ihre Arbeit konzentrieren. Ihr Partner kann Ihnen dabei eine gute Hilfe sein: Er kennt Sie. Auch die Hebamme wird Ihnen helfen. Sie ist es gewöhnt, sich schnell und einfühlsam auf immer neue Schwangere einzustellen und sie durch die Geburt zu begleiten. Melden Sie sich, wenn Sie mehr Begleitung durch die Hebamme wünschen, aber sagen Sie etwas, wenn Sie auch einmal allein sein möchten. Die Hebamme wird sich auch darum kümmern, dass es Ihnen und Ihrem Kind gesundheitlich gut geht und dazu gelegentlich weitere Untersuchungen durchführen.

Ihr Kind und Sie meistern die Wehen gemeinsam.

Der Geburtsschmerz kündigt keine Gefahr an. Die Wehen sind nötig, damit Ihr Kind geboren wird. Versuchen Sie sich mit Ihren Wehen zu arrangieren und seien Sie gewiss, dass jede Wehe wieder vorbeigeht. Keine Wehe ist wie die andere und mit jeder Wehe haben Sie ein weiteres Stück des zuvor beschriebenen Sandberges abgetragen.

Noch etwas: Wehe hat nichts mit „weh" tun, vielmehr mit dem Wehen des Windes, der stärker und schwächer wird und auch wieder Pausen einlegt. Schmerz ist also nicht Hauptmerkmal einer Wehe.

Zur Entspannung wird Ihnen vielleicht ein Bad in einer Wanne angeboten. Wasser wirkt nach etwa 20 Minuten schmerzlindernd. Vielleicht wollen Sie zwischen den Wehen auch gerne noch umherlaufen, um sich abzulenken, oder Sie gönnen sich eine Pause im Bett. Versuchen Sie immer mit der Atmung die Wehen zu unterstützen. Nutzen

Sie ein langsames gleichmäßiges Ausatmen, um in sich hineinzuhorchen, und genießen Sie das Dehnen der schmerzenden Körperstellen bei der Einatmung.

Bewegung

Sie werden sich nicht die ganze Zeit bewegen können. Eine Geburt fordert viel Kraft. Teilen Sie sich Ihre Energie gut ein. Beraten Sie sich mit Ihrer Hebamme: Sie wird denjenigen unter Ihnen, die ständig unterwegs sind, raten sich hinzulegen, und die anderen auffordern aufzustehen.

Bewegung schafft kleine Veränderung im Beckenbereich. Wenn sich also Ihr Kind einen Weg durch Ihr Becken sucht, ist es gut, dass der Raum im Becken sich verändert. Ihre Hebamme wird Ihnen zeigen, wie Sie dabei auch noch die Schwerkraft jeweils sinnvoll nutzen können.

Verharren Sie nicht im Geburtsschmerz. Nach einer besonders schmerzhaften Wehe sollten Sie sich für die nächste eine andere Position suchen. Bewegungen, die wir ohne großes Nachdenken ausführen, können Ihnen helfen: ein sanftes Beckenkreisen, ein leichtes Wippen oder auch ein paar Schritte.

Auch eine Massage sorgt für Bewegung und entspannt die bearbeiteten Körperpartien.

Atemschiffchen

Durch unterschiedliche Atemmodelle soll immer wieder das gleiche verdeutlicht werden: Nutzen Sie die Atmung für eine tiefe Bauch- oder Flankenatmung. So unterstützen Sie die Wehe bei ihrer Arbeit und versorgen Ihr Kind mit ausreichend Sauerstoff.

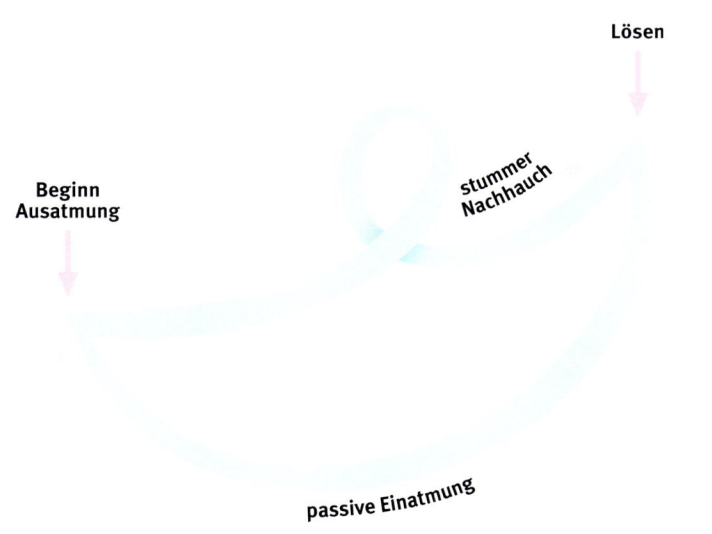

Lösen

Beginn Ausatmung

stummer Nachhauch

passive Einatmung

Zeichnen Sie beim Atmen in Gedanken ein kleines Schiff. Das hilft, Ihre Atmung zu kontrollieren und damit die Wehen bei ihrer Arbeit zu unterstützen.

Wenn wir aufgeregt sind, wird unsere Atmung oberflächlich und schnell. Wenn wir Ruhe ausstrahlen, ist die Atmung langsam und gleichmäßig. Die Atmung kann Ihnen helfen, auf den Geburtsschmerz zu reagieren. Nehmen Sie die Wehen als notwendiges Geschehen bei der Geburt Ihres Kindes und nicht als bedrohliches Ereignis. Ihre Hebamme passt auf Sie auf!

Hilfreich kann es sein, beim Atmen in Gedanken ein kleines Schiff zu zeichnen: Das Atemschiffchen beginnt immer mit der Ausatmung. Atmen Sie langsam aus und denken Sie sich dabei ein Segel. Beenden Sie das Ausatmen mit einem kleinen Nachhauch.

Nach einer kleinen Pause atmen Sie wieder ein, bis Sie den Ausgangspunkt erreicht haben. Genießen Sie bei der Einatmung die Dehnung des Bauches. Die Luft fließt innen an der Wirbelsäule hinunter und füllt von dort aus den Bauchraum, der zu allen Seiten hin breiter wird. Und nach einem weiteren Umkehrpunkt übernehmen Sie wieder die Führung der Ausatmung.

Atmen Sie den Laut „f". Dieser wird mit den Lippen gebildet und verschließt die Mundöffnung so, dass die Luft nicht auf einmal entweichen kann. So können Sie die Ausatmung gut führen. Auch ein Stöhnen mit leicht geöffnetem Mund tut gut.

Jedes Atemmodell wird mit dem Beginn der Wehe begonnen. Und deren Beginn können Sie so erkennen: Zunächst wird Ihr Kind ein wenig aufgeregt, dann verhärtet sich langsam die Gebärmutter und erst dann spüren Sie allmählich den Wehenschmerz.

Konzentrieren Sie sich nun auf Ihr Atemmodell und hören Sie damit wieder auf, wenn der Wehenschmerz deutlich nachlässt.

Gebärpositionen

In welche Position würden Sie sich begeben, wenn Sie Ihr Kind ganz allein gebären würden? Stellen Sie sich vor, dass die Hebamme nur neben Ihnen steht und Sie ermutigt, Ihrem Kind bei einer Wehe durch kräftiges Anspannen der Bauchmuskulatur auf die Welt zu helfen. Bevor Sie weiterlesen, denken Sie einmal darüber nach und lassen Sie sich nicht durch Spiel- oder Sachfilme, in denen Geburten gezeigt werden, beeinflussen. Die Realität ist ganz anders.

Das Kreißbett im Geburtshaus oder Klinikum kann in einen Sessel umgebaut werden, sodass Sie eher sitzen als liegen. Auch eine kniende Position, in der die Rückenlehne oder ein Ball als Stütze benutzt werden, ist möglich. Sie können auch auf einer Matte am Boden Ihr Kind zur Welt bringen oder auf einem Gebärhocker. Oft finden Sie ein an der Decke angebrachtes Tuch zum Halten und Schwingen. Wenn Sie nicht mehr aufrecht sein wollen oder können, könnten Sie auch auf der Seite liegend mit angezogenen Beinen entbinden.

Nicht anders sind auch die Gebärpositionen in einer Gebärbadewanne oder einem Gebärpool zu Hause.

Günstig scheint eine Gebärhaltung, in der Ihr Kopf, Ihr Becken und Ihre Füße sich in unterschiedlichen Ebenen befinden. Ihr Becken sollte ein wenig nach vorne gekippt sein, sodass Ihr Hohlkreuz verschwindet. In kniender Position sollten die Knie ausreichend Platz für das zu gebärende Kind bieten. Im Sitzen sind die Füße hüftbreit auf einer Unterlage abgestellt, sodass Sie sich auf den Außenkanten der Füße abstützen können.

Ihre Hände werden beim Mitschieben in der sogenannten Austreibungsphase etwas ergreifen wollen. Dadurch stabilisiert sich Ihr Schultergürtel und schafft Beweglichkeit und Freiraum im Beckenbereich. Gut ist es, wenn Sie dazu ein Tuch zu sich heranziehen oder die Hände Ihres Partners ergreifen können. Ihre Hebamme wird Sie bei der für Sie günstigen Gebärhaltung unterstützen.

Das Kreißbett

In vielen Entbindungszimmern steht das Kreißbett in der Mitte des Raumes und scheint keinen Platz zu lassen für andere Orte zum Gebären. Tun Sie alles für Ihr eigenes Wohlbefinden. Wenn Sie lieber auf einem Ball sitzen oder an einem Tuch hängen wollen, dann wird das den Geburtsfortschritt fördern. Wenn Sie das Bett zwar nutzen wollen, es Ihnen aber zu sehr im Mittelpunkt steht, dann lassen Sie es falls möglich an eine andere Stelle schieben. Manchmal sind es kleine Hindernisse, die unausgesprochen, die Geburt verzögern.

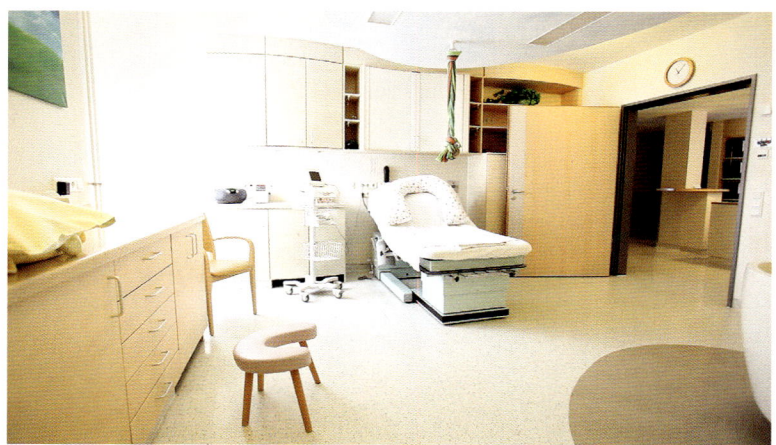

Moderne Kreißbetten lassen sich in verschiedene Positionen verstellen. Probieren Sie aus, welche Ihnen am angenehmsten ist!

Heutige Kreißbetten werden immer raffinierter. Kopf- und Fußteil lassen sich gegen das Mittelteil einzeln verstellen, an verschiedenen Stellen sind Haltegriffe angebracht, gelegentlich kann ein Hocker hervorgeschoben werden. Probieren Sie vieles aus. Ein Gebären in aufrechter Position ist gegenüber der nur wenig aufgerichteten Rückenlage für die Geburt förderlich und verhindert am besten einen Dammriss.

Hockergeburt

Schwangere, die nicht gern im Kreißbett entbinden wollen, aber auch nicht auf dem Boden, nutzen gern einen Gebärhocker. Diese sind sehr bequem und stabil, auch wenn sie nicht immer so aussehen. Oft kann Ihr Partner auf einem Ball direkt hinter Ihnen sitzen, Ihnen seine Hände zum Halt anbieten und mit Ihnen gemeinsam aus gleicher Position die Geburt erwarten.

Wassergeburt

Wenn Ihnen Wasser guttut, dann entscheiden Sie sich vielleicht für eine Geburt in der Gebärbadewanne.

In manchen Kliniken steht eine Wanne ganz selbstverständlich mit im Entbindungszimmer. Gelegentlich steht die Wanne in einem gemütlichen separaten Raum. Wenn Sie eine Wassergeburt in einer Klinik anstreben, schauen Sie, ob der Ort der Gebärwanne Ihnen behaglich erscheint und Ihrem Bedürfnis nach Intimität entspricht.

Wasser wirkt nach etwa 20 Minuten schmerzlindernd. Auch in der Wanne können Sie unterschiedliche Positionen einnehmen. Sie müssen nur darauf achten, dass Sie bei Geburt des Kindes mit Ihrem Becken im Wasser sind. Wenn Ihr Kind schließlich geboren wird, gleitet es ins Wasser und schwimmt, sanft gezogen von der Nabelschnur, zu Ihnen zurück. Erst wenn Sie es aus dem Wasser zu sich nehmen, wird es anfangen zu atmen.

Landgeburt

Hebammen sprechen oft zur Unterscheidung von einer Wassergeburt von einer Landgeburt. Bei dieser fängt das Kind nicht erst mit der Atmung an, wenn es aus dem Wasser gehoben wird, sondern gleich, wenn es geboren ist. Eine Landgeburt findet im Kreißbett, auf dem Hocker, aber auch auf anderen Gerätschaften, die zum Gebären erfunden wurden, oder auch auf dem Fußboden statt.

Suchen Sie sich einen Ort und die Position, die für Sie stimmig sind.

Übergangs- und Austreibungsphase

Wenn der Muttermund vollständig auf etwa zehn Zentimeter eröffnet ist, haben Sie schon ein großes Stück der Geburt geschafft. Wahrscheinlich wollen Sie gar nicht mehr glauben, dass die Wehen je wieder aufhören. Sie würden jetzt gern einfach nach Hause gehen oder schlafen und die Geburt Ihrem Partner überlassen. Auch wenn Sie durch Atmung, Stöhnen und sanfte Bewegung gut mit den Wehen klarkommen oder auch laut und deutlich Ihren Schmerz hinausschreien, zweifeln Sie mittlerweile an Ihrem Durchhaltewillen.

Und genau dahin müssen Sie kommen.

Nun wird Ihr Kind das Becken verlassen, sich durch die Scheide hindurch schieben und über den Damm geboren werden.

Sobald der Kopf Ihres Kindes auf Ihren Darmausgang drückt, empfinden Sie einen Pressdrang. In der jetzigen Austreibungsphase schiebt sich Ihr Kind Zentimeter für Zentimeter voran. Sobald der Kopf sichtbar wird, spannen Sie in der Wehe Ihre Bauchmuskulatur an und unterstützen Ihr Kind bei der Geburt.

Wenn die Hebamme Ihnen sagt, dass Sie das Köpfchen schon berühren können, haben Sie es fast geschafft.

Plötzlich können Sie etwas tun, ganz aktiv werden, und dadurch verändert sich auch der Schmerz der Wehe. Viele Frauen empfinden die Presswehen als weniger schmerzhaft.

Die Haare Ihres Kindes werden allmählich sichtbar. Der Damm, also die zum Darmausgang gerichtete Partie des Scheidenausgangs, beginnt sich zu dehnen. Vielleicht berühren Sie schon selbst einmal den Kopf Ihres Kindes und fühlen, wie Ihr Kind sich langsam herauswindet.

Noch wird bei jeder Wehe der Kopf etwas weiter sichtbar und verschwindet wieder in der Wehenpause. Dabei schiebt sich die Kopfhaut des Kindes ein wenig in Falten zusammen. Erschrecken Sie nicht, das ist ganz normal.

Bald schon ist der Kopf soweit geboren, dass die breiteste Stelle des Kopfes über den Damm gerutscht ist. Gleichzeitig treten die Schultern Ihres Kindes ins Becken ein.

Sie werden sehen, wie Ihr Kind selbstständig seinen Kopf zur Seite dreht, wenn die Schultern das Becken verlassen. Spätestens bei der nächsten Wehe ist es dann geboren und wird von Ihrer Hebamme auf der Unterlage abgelegt.

Bestaunen Sie ruhig Ihr Kind! Und nehmen Sie es zu sich, um es zu begrüßen. Es ist Ihr Kind und Sie haben es gerade geboren.

Nachgeburtsphase

Haben Sie im Vorfeld besprochen, wer die Nabelschnur durchtrennen soll? Werden Sie selbst das machen, Ihr Partner oder Ihre Hebamme?

Unmittelbar nach der Geburt des Kindes beginnt die Nachgeburtsphase. Nachgeburt ist eine verkürzte Bezeichnung für Plazenta oder Mutterkuchen. Die Nachgeburtsphase ist abgeschlossen mit der Geburt der Plazenta. Sie löst sich durch ein weiteres, aber nun schmerzfreies Zusammenziehen der Gebärmutter von der Gebärmutterwand ab. Sie selbst können nun Ihre Beine übereinanderschlagen und damit – auch gedanklich – die weite Geburtsöffnung schließen.

Herzlichen Glückwunsch, Sie sind jetzt Mutter!

Plazenta

Die Plazenta, der Mutterkuchen, hat sich nach etwa 20 Minuten gelöst und wird mit einer nun schmerzfreien Wehe durch ein weiteres Hinausschieben geboren.

Nur eine vollständig geleerte Gebärmutter kann sich gut zusammenziehen und dadurch eine stärkere Blutung aus der Haftstelle der Plazenta verhindern. Aus diesem Grund wird sich Ihre Hebamme den Mutterkuchen genauer ansehen und darauf achten, dass er vollständig ist, also nichts von der Plazenta fehlt und vielleicht in der Gebärmutter geblieben ist. Auch Sie haben dabei die Möglichkeit, sich den Mutterkuchen zeigen und erklären zu lassen.

Auf der kindlichen Seite ist die etwa 15 bis 20 Zentimeter große, runde Plazenta komplett mit Eihaut überzogen und bedeckt auch die meist aus der Mitte kommende Nabelschnur. Direkt darunter liegen Adern, die wie Äste eines Baumes in Richtung Nabelschnur immer dicker werden. Zusammen mit der Eihaut lässt sich oft die Fruchtblase noch einmal gut darstellen.

Die mütterliche Seite der Plazenta besteht aus etwa 15 bis 20 rundlichen Segmenten, den sogenannten Kotyledonen. Sie sind an die Schleimhaut der Gebärmutter geheftet, eben nicht ineinander verwachsen, sondern nur soweit angeheftet, dass zwar Nährstoffe und Sauerstoff ausgetauscht, aber mütterliches und kindliches Blut nicht vermischt werden.

In der Nabelschnur sind drei Adern in einer Sulze, also einer gallertartigen Substanz, sicher eingebettet. Ähnlich wie eine Telefonkabelspirale kann sich die Nabelschnur zusammenziehen und reagiert so sehr flexibel auf die Bewegungen des Kindes.

Der Mutterkuchen ist aus der ursprünglichen befruchteten Eizelle heraus entstanden, aus der sich dann Ihr Kind entwickelt hat.

Auch bei einer Geburt in einer Klinik gehört die Plazenta Ihnen. Sie können entscheiden, ob Sie den Mutterkuchen mit nach Hause nehmen wollen. Spenden von Nabelschnurblut und die Herstellung von homöopathischen Arzneimitteln aus Plazenta sind Ihnen vielleicht bekannt. Manche Eltern graben die Plazenta im häuslichen Garten ein und pflanzen darauf einen Obstbaum.

Geburtsverletzung

Wenn nach der Geburt der Plazenta weiterhin hellrotes Blut aus der Scheide fließt, ist es wohl in der Scheide oder am Damm zu einem Riss gekommen, der medizinisch versorgt werden muss.

Nach jeder Geburt wird deshalb vorsorglich zumindest der Scheideneingang untersucht und ein Riss gegebenenfalls mit selbstauflösenden Fäden genäht.

Auch ein Dammschnitt muss genäht werden. Ein Dammschnitt wird aber nur noch angelegt, wenn die Geburtssituation es fordert. Ging man früher davon aus, dass ein Schnitt besser heilt als ein Riss, so weiß man heute, dass ein Riss weniger blutet und auch leichter heilt.

Beim ersten Kind ist die Wahrscheinlichkeit, dass es zu einem Dammriss kommt, höher als bei weiteren Geburten. Warum bei einer nächsten Geburt dann auch ein vernarbtes Gewebe sich besser zu dehnen scheint, ist noch nicht erklärt.

Sie selbst können jedenfalls nichts falsch machen.

Die ersten Stunden

Mit der Geburt der Plazenta beginnt die Zeit des Wochenbetts. Zunächst bleiben Sie aber noch im Kreißsaalbereich, bevor Sie dann nach etwa zwei Stunden auf die Wochenstation verlegt werden. Frauen, die sich für eine ambulante Geburt entschieden haben, gehen nach etwa vier Stunden nach Hause.

In der Zeit im Kreißsaal werden Sie weiterhin von einer Hebamme begleitet. Ihr Kind wird bei Ihnen bleiben und ebenfalls von Ihrer Hebamme beobachtet.

Zunächst wird die Hebamme die Plazenta ansehen und auf Vollständigkeit überprüfen. Sie werden sich hinlegen können und man wird eine eventuell entstandene Geburtsverletzung versorgen.

Die kommende Stunde soll Ihnen gehören. Begrüßen Sie Ihr Kind und lassen Sie es an Ihrer Brust saugen, wenn Sie beide dazu bereit sind.

Bevor Sie nach Hause gehen oder auf die Wochenstation verlegt werden, können Sie zunächst duschen gehen und sollten davor Wasser lassen.

Bonding – Körperkontakt und Gefühle

Die erste Zeit mit Ihrem Kind sollte ganz alleine Ihnen gehören. Spätestens nach der Geburt der Plazenta und dem Versorgen einer Geburtsverletzung sollten Sie Zeit bekommen, sich miteinander vertraut machen.

Mütter und Kinder, die eine Geburt ohne schläfrig machende Medikamente erleben konnten, sind ganz offen füreinander und fähig für tiefe, lang anhaltende Gefühle.

Das Wort *Bonding* (= Bindung) steht für Gefühlsöffnung durch Körperkontakt.

Liebe zum Kind muss nicht schnell entstehen. Seien Sie nicht enttäuscht und lassen Sie sich Zeit dafür. Aber lernen Sie Ihr Kind kennen. Sie dürfen es stundenlang ansehen und bestaunen.

Die Bondingphase ist prägend. Sie kann aber auch in den ersten Wochen nachgeholt werden. Falls Sie Ihr Kind per Kaiserschnitt bekommen haben oder Ihr Kind schnell in einer Kinderklinik versorgt werden musste: Holen Sie das Bonding nach! Legen Sie Ihr Baby nackt auf Ihre nackte Haut und besprechen Sie mit ihm die Geburt und die Zeit danach.

Herzlich willkommen, kleiner Mensch. Schön, dich endlich in den Armen zu halten!

Der Beginn einer besonderen Beziehung

Die Grundlage einer guten Stillbeziehung wird in den ersten Stunden nach der Geburt gelegt. Wenn Sie als Mutter in dieser Phase ungestörten Hautkontakt genießen können und etwas Zeit haben, sich kennenzulernen, wird Ihr Kind wach und interessiert sein. Sind Sie bereit zum Stillen und sucht auch Ihr Kind die Brust, ist dies der richtige Moment für erste Stillerfahrungen. Ihr Säugling bekommt jetzt das äußerst wertvolle Kolostrum. Das ist die Milch, die bereits im letzten Drittel der Schwangerschaft und in den ersten Tagen nach der Geburt in kleinen Mengen in Ihrer Brust gebildet wird. Trotz der geringen Menge weist das Kolostrum eine hohe Konzentration an Inhaltsstoffen auf; Ihr Kind wird mit reichlich Nähr- und Immunstoffen versorgt.

Forschungen belegen, dass das frühe Anlegen des Kindes an die Brust die Dauer der gesamten Stillzeit verlängert. Auch die Anpassung an die neue Umgebung gelingt einem gestillten Neugeborenen leichter.

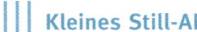

||| Kleines Still-ABC

Kolostrum: Vormilch
Nährstoffe: zum Erhalt des Lebens mit der Nahrung zugeführte Bestandteile von Lebensmitteln
Immunstoffe: Bestandteile des Kolostrums für eine Unempfindlichkeit gegen Krankheitserreger

Duschen

In der Geburt haben Sie hart gearbeitet. Wehen führen Sie an Ihre Schmerzgrenze, und die Anspannung der Bauchmuskulatur, mit der Sie Ihrem Kind auf die Welt geholfen haben, hat viel Kraft gekostet.

Nach der Geburt, wenn die Anstrengung vorüber ist, haben Sie wahrscheinlich das Bedürfnis, erst einmal duschen zu wollen, bevor Sie nach Hause gehen oder auf die Wochenstation verlegt werden. Vielleicht fühlen Sie sich einem Leistungssportler ähnlich, der sich nach dem Gewinn des Wettbewerbs zunächst vor dem Feiern frisch machen will.

Harndrang

Darm und Blase haben jetzt fast unendlichen Platz und wollen sich träge eine Pause gönnen. Zudem ist auch das eigene Körpergefühl ohne den großen Bauch zunächst ungewohnt. Aber gerade deswegen werden Sie schon innerhalb der ersten beiden Stunden nach der Geburt aufgefordert, einmal Wasser zu lassen. Mit kleinen Tricks, nämlich einem laufenden Wasserhahn in Ihrer Nähe, wird es Ihnen auch möglich sein.

Bei voller Blase kann sich die Gebärmutter nicht so gut zusammenziehen und kann so auch größere Nachblutungen nicht sicher verhindern.

Väter

Väter kommen in diesem Buch eventuell zu kurz. Auch für sie ist es sicherlich aufregend, vom Mann zum Vater zu werden. Genießen Sie als Vater jede Sekunde vor und nach der Geburt. Aber vergessen Sie dabei bitte die Mutter nicht. Sie wird zwar von Hebammen und Ärzten umsorgt, braucht aber Ihren Rückhalt. Wenn Sie dieses Buch durchblättern, spüren Sie, mit welchen Themen, Beschwerden und Herausforderungen sich Ihre Partnerin neben ihrem bisherigen Alltag beschäftigen muss. Seien Sie besonders während der Geburt und in den ersten Stunden danach für sie da.

Die Beschreibung der Geburt soll Ihnen eine Vorstellung vom Geburtsmechanismus geben. Viele Vorgänge sind physisch bedingt. Es ist richtig und notwendig, dass Ihre Partnerin auf dem Höhepunkt der Geburt an ihre Grenzen kommt. Sie braucht in dieser Zeit kein Mitleid von Ihnen, aber eine sensible Begleitung und sehr viel Bestätigung mit möglichst wenigen Worten.

Wenn Ihre Partnerin dann sozusagen am Gipfel der Geburt angekommen ist, werden all die Gefühle freigesetzt, die die Geburt Ihres Kindes so einzigartig machen und eine tiefe Bindung zulassen.

Sollte bei Ihrer Partnerin ein Kaiserschnitt notwendig geworden sein, sind Sie der erste Ansprechpartner für Ihr Kind. Erzählen Sie ihm, was passiert ist und genießen Sie die erste wache Phase Ihres Neugeborenen. Ihre Partnerin wird sich in den kommenden Tagen nicht so gut um Ihr Kind kümmern können. Am besten bleiben Sie mit in der Klinik. In einem Familienzimmer können Sie Ihre Partnerin unterstützen und möglichst viel mit dem Neugeborenen in ihrer Nähe machen, damit sie sieht, dass es ihm gut geht.

Reden Sie mit Ihrem Kind, tragen Sie es umher, wechseln Sie seine Windeln. Auch Baden und Babymassage sind gute Möglichkeiten, eine intensive Beziehung aufzubauen. Sie werden sehen: Das Verhältnis zwischen Ihrem Kind und Ihnen wird umso inniger, je mehr Sie sich mit ihm beschäftigen!

Liebe Väter, nehmen auch Sie sich die Zeit, den Familienzuwachs in Ruhe zu begrüßen!

Nutzen Sie Ihre Chance, als Vater und Partner eine gleichgewichtige Rolle in der neuen Familie einzunehmen und nicht nur der Erzeuger zu sein.

Übrigens: Trauen Sie sich, Ihre Hebamme um Hilfe zu bitten. Manchmal sind Mütter ein wenig überbesorgt beim Wickeln und meinen, alles besser zu wissen. Kleine Sorgen und Probleme lösen sich nach einem Gespräch mit der Hebamme schnell in Luft auf.

Erste Versorgung des Neugeborenen

Erkrankungen des Neugeborenen werden soweit wie möglich mit einer ersten Untersuchung ausgeschlossen. Geht es Ihrem Kind in den Minuten nach der Geburt gut, können Sie es bei dieser Untersuchung auf dem Bauch oder im Arm behalten.

Diese Erstuntersuchung ist eine von neun Vorsorgeuntersuchungen, die zu einem Programm zur Früherkennung von Erkrankungen des Kindes gehören. Zeitpunkt und Inhalt der Untersuchungen sind in den Kinderrichtlinien des Bundesausschusses der Ärzte und Krankenkassen geregelt.

Nachdem Sie nun die erste Begegnung mit Ihrem Baby ungestört genießen konnten, möglichst auch schon einmal gestillt haben, können Sie vielleicht schon eine kurze Trennung von Ihrem Baby akzeptieren. Ihre Hebamme wird Ihr Neugeborenes für eine erste Versorgung übernehmen. Hierzu gehören die Ermittlung des Körpergewichtes und der Länge sowie die Messung des Kopfumfanges.

Kindervorsorgeuntersuchungen dienen der Früherkennung von Erkrankungen im Säuglings-, Kinder- und Jugendalter. Diese Untersuchungen werden im gelben „Kinder-Untersuchungsheft" dokumentiert.

Vorsorgeuntersuchungen

U1	2. – 4.	Lebensstunde
U2	3. – 10.	Lebenstag
U3	4. – 6.	Lebenswoche
U4	3. – 4.	Lebensmonat
U5	6. – 7.	Lebensmonat
U6	10. – 12.	Lebensmonat
U7	21. – 24.	Lebensmonat
U7a	34. – 36.	Lebensmonat
U8	46. – 48.	Lebensmonat
U9	60. – 64.	Lebensmonat

Die Nabelschnur zu Ihrem Kind wurde bereits von Ihnen, Ihrem Partner oder der Hebamme durchtrennt. Zum Verschluss der Nabelschnurgefäße wird eine Einmalklemme gesetzt. Nach etwa zwei Tagen kann diese Klemme wieder entfernt werden. Der Nabelschnurrest trocknet ein und fällt innerhalb der nächsten ein bis zwei Wochen ab. Die Durchtrennung der Nabelschnur sowie das Setzen der Nabelklemme sind für das Neugeborene nicht schmerzhaft. Die Abheilung des Nabels wird von der Hebamme, die Sie zu Hause im Wochenbett besucht, beziehungsweise von einer Hebamme oder einem Krankenpfleger Ihrer Entbindungsklinik beobachtet.

Ist Ihr Kind in einer Klinik geboren, bekommt es bereits im Kreißsaal ein Armband, auf dem sein Familienname steht, um eine Verwechslung mit einem anderen Kind auszuschließen.

Spätestens im Rahmen dieser Versorgung Ihres Babys werden Hebamme oder Arzt mit Ihnen klären, ob Sie die Augenprophylaxe und die Vitamin-K-Gabe für Ihr Kind wünschen.

Apgar-Test

Bereits in den ersten Minuten nach der Geburt wird das Befinden Ihres Kindes von der Hebamme oder dem Arzt beurteilt. Dies geschieht mithilfe des Apgar-Tests. Mit diesem Test wird der Allgemeinzustand des Neugeborenen beurteilt. Berücksichtigt werden Atmung, Herzfrequenz, Muskeltonus, Hautfarbe und die Reflexerregbarkeit des Kindes.

Je nach Zustand bekommt jedes Kriterium 0 bis 2 Punkte. Bei einem lebensfrischen Neugeborenen beträgt der Wert 7 bis 10 Punkte. Die Punktzahl des Apgar-Tests wird im Mutterpass, im gelben Kinder-Untersuchungsheft und im Geburtsprotokoll dokumentiert.

Augenprophylaxe

Unter der Geburt kann es zur Übertragung von Keimen aus dem Geburtskanal in die kindlichen Augen kommen. Diese Erreger lösen eine Augenbindehautentzündung (Konjunktivitis) beim Kind aus. Die Infektion lässt das Auge rot und geschwollen erscheinen, auch wässrige bis eitrige Sekrete sind möglich.

Hier muss unterschieden werden, ob es sich um eine Infektion oder um eine Reizung des Auges handelt. Ein gereiztes Auge muss nicht behandelt werden und ist nach ein bis zwei Tagen wieder symptomlos. Eine infektiös bedingte Bindehautentzündung sollte spätestens drei Tage nach Auftreten der Symptome therapiert werden, um das Risiko von bleibenden Schäden am kindlichen Auge zu vermeiden.

Zur Vorbeugung von Augenentzündungen kann das Auge innerhalb von zwei Stunden nach der Geburt mit einer Silbernitratlösung desinfiziert werden. Das wiederum löst bei einem Drittel der Neugeborenen eine Reizung des Auges aus und wird zudem als schmerzhaft empfunden. Die Gabe von antibiotikahaltigen Augensalben ist eine weitere Möglichkeit, die nicht schmerzhaft für das Kind ist, aber die Bildung antibiotikaresistenter Keime fördert.

Beide vorbeugenden Therapien sind nicht gegen alle Erreger wirksam und weisen Nebenwirkungen auf. Bereits in der Schwangerschaft sollte auf bestehende Scheideninfektionen geachtet und diese sollten behandelt werden, sodass eine Übertragung von Krankheitserregern vermieden wird. Liegen keine auffälligen Befunde bezüglich einer Scheideninfektion zum Zeitpunkt der Geburt vor und ist eine regelmäßige Kontrolle des Kindes durch eine Hebamme oder einen Kinderarzt gewährleistet, kann auf eine routinemäßige Augenprophylaxe verzichtet werden. Bei späteren Symptomen einer Infektion kann dann gezielt behandelt werden.

Ist das Kind durch einen Kaiserschnitt geboren, dem kein Fruchtwasserabgang vorausging, müssen keine vorbeugenden Maßnahmen durchgeführt werden.

Vitamin K

Das fettlösliche Vitamin K ist ein wichtiger Bestandteil der Blutgerinnung. Im Verlauf der Schwangerschaft gehen nur geringe Mengen des Vitamins von der Mutter auf das Ungeborene über. Das Kind ist zum Zeitpunkt der Geburt ausreichend mit diesem Vitamin versorgt, kann aber keine Depots anlegen. Entsteht eine Mangelsituation, kann es zu Blutungen aus der Darmschleimhaut, zu Nasenbluten oder in seltenen Fällen zu Hirnblutungen kommen.

Vitamin K wird einerseits von Darmbakterien gebildet, andererseits mit der Nahrung aufgenommen. Die Vitamin-K-Versorgung des Neugeborenen erfolgt über die Muttermilch.

Wenige Tage nach der Geburt ist der Darm des gestillten Kindes mit Bifidusbakterien besiedelt, die durch die Bildung von Vitamin K ebenfalls zur Versorgung beitragen. Die Vitamin-K-Zufuhr ist trotzdem eher gering, was zu einer Mangelsituation führen kann.

Deshalb wird in Deutschland eine dreimalige Vitamin-K-Gabe empfohlen. Das Vitamin wird dann dem Kind bei der Erstuntersuchung (U1) direkt nach der Geburt und bei den beiden folgenden Vorsorgeuntersuchungen (U2 und U3) verabreicht.

Kinder-Untersuchungsheft

Die erhobenen Daten, durchgeführten Untersuchungen und Prophylaxen werden in dem gelben Kinder-Untersuchungsheft dokumentiert. Dieses Heft soll Ihr Kind in den folgenden Jahren zu jeder Vorsorgeuntersuchung begleiten, um eine lückenlose Aufzeichnung aller Ergebnisse zu ermöglichen.

Auch sind dann alle notwendigen Informationen, die zur Beurteilung der Entwicklung des Kindes benötigt werden, bei Bedarf immer vorhanden.

Der Begleiter durch die Kindheit: das Kinder-Untersuchungsheft.

Wochenbett

Das Kind ist geboren, und schon beginnt rein körperlich die Zeit der Umbildung in einen nicht schwangeren Zustand als Mutter. Die ersten sechs bis acht Wochen nach der Entbindung werden „Wochenbett" genannt. Nehmen Sie das ruhig wörtlich: Genießen Sie die Nähe zu Ihrem Kind, lassen Sie sich verwöhnen und tauchen Sie ein in die Zeitlosigkeit und Langsamkeit Ihres Neugeborenen. Erst wenn Sie sich aneinander gewöhnt haben, eventuell das Stillen gut funktioniert und eine Familie entstehen konnte, ist auch Ihr Kind so zufrieden, dass Sie sich wieder auf das alte Leben im neuen Gewand einlassen sollten. Rechnen Sie damit, dass dies etwa mindestens zwei bis vier Wochen dauern darf. Den Zeitpunkt, wann Sie wieder Freundin, Verwandte und Geliebte sein wollen, bestimmen allein Sie.

Neugeborenenzeit

In den ersten 28 Lebenstagen wird Ihr Kind als Neugeborenes bezeichnet. In dieser Zeit erfolgt die Anpassung des Kindes an das Leben außerhalb der Gebärmutter. Die Ernährung Ihres Kindes wird eine wichtige Rolle spielen und seine Schlaf- und Wachphasen Ihren Tag bestimmen. Versuchen Sie viel Zeit miteinander zu verbringen. Das gibt Ihnen und Ihrem Kind Sicherheit.

In dieser Zeit wird der Nabelschnurrest abfallen, es werden weitere Untersuchungen durchgeführt werden, und Ihre Hebamme achtet darauf, dass die Anpassung gut verläuft oder ob Ihr Kind ärztlicher Hilfe bedarf. Eine Gewichtsabnahme Ihres Kindes ist in den ersten Tagen ganz normal.

Wenn Sie Ihr Kind in einer Klinik geboren haben, achten Sie bitte zu Hause darauf, dass die gesamte Kleidung, die Sie in der Klinik dabei hatten, gewaschen wird. Die Klinik ist immer der gefährlichste Ort für ein Neugeborenes, weil es dort – für Sie und Ihr Kind – fremde Krankheitskeime gibt.

Nabelpflege

Vor jeder Versorgung des Nabels sollten Sie unbedingt Ihre Hände waschen. Die Abtrocknung und somit ein schnelleres Abfallen des Nabelschnurrestes fördern Sie, indem Sie den Nabel trocken und sauber halten. Falten Sie beim Wickeln die Windel so, dass die Oberkante der Windel unterhalb des Nabels anliegt. Dadurch ist die Zirkulation der Luft möglich **Geben Sie dem Nabelschnurrest die Chance, einfach einzutrocknen.** und es entsteht keine feuchte Kammer in diesem Bereich. Sie brauchen also wirklich nichts zum Versorgen des Nabels.

Beim Baden weicht der Nabelschnurrest ein und das Abtrocknen kann sich verzögern. In den ersten beiden Lebenstagen hat das Baden keinen Einfluss auf das Abtrocknen des Nabels. Danach ist es besser, wenn Sie mit dem Baden warten, bis der Nabelschnurrest abgefallen und der Nabel abgeheilt ist. Die Heilung des Nabels beobachtet die Hebamme, die Sie im Wochenbett besucht. Sie gibt Ihnen bei Bedarf auch weitere Tipps zur Nabelpflege.

Stoffwechselscreening

Medizinische Screenings sind Untersuchungen, die bei jeder Person einer bestimmten Gruppe durchgeführt werden. Hier handelt es sich um ein Neugeborenenscreening. So werden Erkrankungen, die eine sofortige Medikamentengabe oder Diät erforderlich machen, erkannt, noch bevor Ihr Kind erste Krankheitszeichen zeigt.

Mithilfe dieser Untersuchung können angeborene Stoffwechseler-krankungen und hormonelle Störungen des Neugeborenen frühzeitig nachgewiesen werden. Dazu sind wenige Tropfen Blut notwendig, die dem Kind im Zeitraum von 36 bis 72 Stunden nach der Geburt abge-nommen werden. Einige der hier gesuchten Erkrankungen zeigen sich erst im Laufe der ersten Lebensmonate bis -jahre. Oft bestehen dann schon schwere Entwicklungsstörungen. Bleibende Schäden kön-nen durch rechtzeitige und häufig einfache Behandlungen verhindert werden. Die Durchführung des Neugeborenenscreenings wird im Kinder-Untersuchungsheft dokumentiert. Wenn Sie innerhalb einer Woche nicht von der Klinik oder Ihrer Hebamme benachrichtigt wer-den, besteht kein Verdacht auf eine der gesuchten Krankheiten.

Gelegentlich kommt es vor, dass der Test wiederholt werden soll. Dann reichte das eingeschickte Blut für alle Untersuchungen nicht aus.

Hörscreening

In Deutschland leiden von 1000 Kindern ein bis zwei an einer ange-borenen Hörstörung. Für sie ist eine frühe Therapie wichtig. Schon mit wenigen Lebensmonaten können Hörgeräte eingesetzt werden, die Ihrem Kind eine normale Hör- und Sprachentwicklung ermöglichen.

Ohne die Durchführung gezielter Tests wird eine Beeinträchtigung der Hörfähigkeit häufig erst im dritten Lebensjahr entdeckt. Mit einem einfachen Hörtest, der bereits in den ersten Lebenstagen durch-geführt wird, können Hörstörungen so gut wie ausgeschlossen werden. Ein auffälliges Ergebnis bedeutet nicht sicher, dass Ihr Kind an einer Hörstörung leidet. Nur eines von 30 bis 40 Kin-dern mit auffälligen Ergebnissen leidet an einer Erkrankung des Hörsystems. Zur genauen Diagnose müssen weitere Untersuchungen folgen.

Ob Ihr Kind hören kann wie ein Luchs, klärt ein einfacher Test. Sogar während des Schlafes.

Vitamin D und Fluoridprophylaxe

Im ersten Lebensjahr sollte Ihr Kind täglich Vitamin D bekommen. Das soll einer Rachitis, eine Knochenerkrankung, die früher englische Krankheit genannt wurde, vorbeugen. Besteht ein Vitamin-D-Mangel, ist die Kalkbildung der Knochen gestört, was zu Knochenverformungen führen kann. Ein Abkömmling des Vitamins wird mit der Nahrung aufgenommen und in der Haut gespeichert. Unter Einwirkung von Sonnenlicht wird dieser Abkömmling in das eigentliche Vitamin D umgewandelt.

Wenn Sie Ihr Kind stillen, können Sie über Ihre Ernährung den Vitamin-D-Gehalt Ihrer Muttermilch beeinflussen. Zu den entsprechenden Nahrungsmitteln, die Sie zu sich nehmen können, gehören fettreicher Fisch, Fleisch, Eigelb, Milch.

Ist ein hellhäutiges Kind mindestens 30 Minuten pro Woche mit leichter Bekleidung oder zwei Stunden pro Woche mit dichter Bekleidung im Sonnenlicht, kann in der Haut ausreichend Vitamin D gebildet und auf eine zusätzliche Vitamin-D-Gabe verzichtet werden. Besteht die Gefahr einer Mangelsituation, wird zur Prophylaxe ab dem siebten Lebenstag täglich eine Tablette Vitamin D für das erste Lebensjahr empfohlen.

Lange Zeit war es üblich, Fluorid zusätzlich zum Vitamin D zur Kariesprophylaxe zu verabreichen, in der Regel als Kombinationspräparat. Untersuchungen haben inzwischen ergeben, dass die *nach* dem Zahndurchbruch auf die Zahnoberfläche direkt aufgetragenen Fluoride eine vorbeugende Wirkung gegen Karies haben. Fluoride, die in Tablettenform *vor* dem Zahndurchbruch verabreicht wurden, eher nicht.

Die Deutsche Gesellschaft für Zahn- Mund- und Kieferheilkunde empfiehlt deshalb: Ab dem Durchbruch des ersten Milchzahnes bis zum

Durchbruch des ersten bleibenden Zahnes sollte Zahnpasta mit einer niedrigen Fluoridkonzentration (0,05 % Fluorid) verwendet werden. Ist es nicht möglich, die Zähne Ihres Kindes regelmäßig mit fluoridhaltiger Zahncreme zu putzen, sprechen Sie mit Ihrem Zahnarzt über eine mögliche Alternative. Ein früher Besuch in der Zahnarztpraxis ist zur Kontaktaufnahme immer angebracht, wenn Ihr Kind die ersten Zähne bekommt. Bei dieser Gelegenheit bekommen Sie auch wertvolle Informationen zur Zahngesundheit und -pflege Ihres Kindes.

Eine regelmäßige Zahnpflege mit fluorhaltiger Zahncreme kann die Gabe von fluoridhaltigen Tabletten ab dem ersten Zahn ersetzen.

Neugeborenen-Hüftscreening

Eine nicht vollständig ausgereifte oder zu flach angelegte Hüftpfanne am Becken Ihres Kindes ist eine der häufigsten angeborenen oder erworbenen Fehlstellungen. Diese wird als Hüftdysplasie bezeichnet. Um die Entstehung einer lebenslangen Funktionsstörung des Hüftgelenks zu vermeiden, ist eine frühzeitige Behandlung notwendig. Bereits in den ersten Lebenstagen kann mithilfe einer Ultraschalluntersuchung der Nachweis einer Fehlstellung erbracht werden. Welche Behandlung erforderlich ist, hängt vom Schweregrad der Beeinträchtigung ab. Bei frühzeitiger und konsequenter Durchführung einer entsprechenden Behandlung wird sich die Form des Hüftgelenks normalisieren.

Gewichtsabnahme des Babys nach der Geburt

Ein Neugeborenes verliert in den ersten drei bis fünf Lebenstagen Gewicht. Dies ist ein ganz normaler Vorgang und bedeutet nicht, dass es zu wenig Nahrung bekommt. Die Gewichtsabnahme entsteht durch die Ausscheidung von eingelagerter Gewebeflüssigkeit und dem Mekonium, dem ersten Stuhlgang eines Neugeborenen, der auch Kindspech genannt wird. Für ein gesundes Neugeborenes ist ein Gewichtsverlust bis maximal zehn Prozent im Normalbereich. Die meisten Kinder haben bis zum 14. Lebenstag ihr Geburtsgewicht wieder erreicht.

Zur Beobachtung des Gewichtsverlaufs wird Ihre Hebamme Ihr Baby regelmäßig wiegen. Hat Ihr Kind das Geburtsgewicht wiedererlangt, kann es seltener gewogen werden.

||| Mekonium ...

auch als Kindspech bezeichnet, ist der erste Stuhlgang eines Neugeborenen. Er hat eine schwarz-grüne Farbe, ist klebrig und geruchslos. Der Stuhlgang hat sich im Verlauf der Schwangerschaft im Darm des Ungeborenen angesammelt.

Neugeborenengelbsucht

Bei mehr als der Hälfte aller Neugeborenen wird die Haut am zweiten bis etwa fünften Lebenstag mehr oder weniger gelb.

Dabei handelt es sich um eine physiologische, also normale, nicht krankmachende Neugeborenengelbsucht. Sie entsteht nicht durch eine Infektion, sondern durch ein Überangebot an Blutfarbstoff, das die noch unreife Leber nicht vollständig abbauen kann und das sich deswegen als gelber Farbstoff in der Haut ablagert.

Wenn die Kinder aber zunehmend müde und trinkfaul werden, kann die Neugeborenengelbsucht gefährlich werden und muss gegebenenfalls behandelt werden. Als Komplikation wird die Schädigung bestimmter Hirnstrukturen gefürchtet.

Zur Beobachtung einer Neugeborenengelbsucht wird der Anteil des sogenannten Bilirubins bestimmt. An einem bestimmten Lebenstag darf nur eine bestimmte Konzentration erreicht werden. Je mehr Lebensstunden Ihr Kind hat, desto höher darf der Bilirubinwert sein.

In den ersten Tagen wird ein Neugeborenes deswegen häufiger „geblitzt", wenn es gelb erscheint. Dazu wird ein kleines Blitzgerät an bestimmten Stellen an die Haut gehalten und so der Bilirubinwert bestimmt. Hohe Werte müssen durch eine Laboruntersuchung mit wenig Blut kontrolliert werden.

Neugeborene, die viel und lange schlafen, werden von den Eltern häufig als besonders lieb bezeichnet. Wenn sie dabei aber nicht ausreichend an Gewicht zunehmen und zudem noch eine gelbliche Hautfarbe haben, kann eine Neugeborenengelbsucht auch einmal übersehen werden, die dann krankhaft wird.

Achten Sie in der ersten Woche darauf, dass Sie Ihr Kind häufig stillen beziehungsweise füttern. Dadurch wird der Stoffwechsel angeregt und der gelbe Farbstoff über Urin und Stuhl ausgeschieden.

Vermehrte Aufmerksamkeit brauchen Kinder, die vor der 38. Schwangerschaftswoche geboren sind, die eine Geburtsgeschwulst am Kopf haben, die ein Geschwisterkind haben, das krankhaft gelb war, und Kinder, deren Eltern ursprünglich aus dem Mittelmeerraum stammen.

Ihre Hebamme wird Sie fragen, wie lange Ihr Kind regelmäßig schläft, und Ihnen sagen, ob die Hautfarbe auffällig ist.

Vorsorgeuntersuchung U2

Die zweite Vorsorgeuntersuchung Ihres Kindes soll zwischen dem dritten und zehnten Lebenstag Ihres Kindes durchgeführt werden. Sie gilt als Basisuntersuchung des Neugeborenen.

Ihr Kinderarzt wird Ihnen wahrscheinlich einen Termin früh am Morgen geben, damit die Ansteckungsgefahr durch andere Kinder im Wartezimmer möglichst gering ist und Sie auch keine langen Wartezeiten haben. Der Kinderarzt kann aber auch zu Ihnen nach Hause kommen. Gerade wenn Sie sich noch nicht so fit fühlen, sollten Sie diese Möglichkeit nutzen.

In vielen Kliniken ist die zweite Vorsorgeuntersuchung die Abschlussuntersuchung des stationären Aufenthaltes Ihres Kindes. Am dritten Lebenstag wird ein Kinderarzt diese Untersuchung durchführen und in dem gelben Vorsorgeheft dokumentieren. Wenn dann auch Ihrer Entlassung nichts im Wege steht, können Sie beide die Klinik verlassen.

Wochenbettzeit

Trauen Sie sich in den ersten Wochen, sich auch wirklich hinzulegen, wenn Ihnen danach ist. Ihr Körper arbeitet intensiv an der Umstellung vom schwangeren in den nicht schwangeren Zustand, auch wenn man es Ihnen äußerlich nicht ansieht. Eine schmerzende Brust oder Dammnaht oder ein Gefühl, als würde alles nach unten auf den Beckenboden drücken, sind Zeichen dafür, dass Sie schon zu viel tun. Auf jeden Fall sollten Sie den Haushalt jemandem anderen überlassen.

Genehmigen Sie sich immer wieder zwischendurch eine Portion Ruhe. So tanken Sie Kraft.

Allein im Umgang mit Ihrem Kind gibt es viel zu entdecken und zu lernen. Dabei wird gelegentlich vergessen zu fragen, wie es eigentlich Ihnen geht.

Verbringen Sie möglichst viel Zeit mit Ihrem Kind kuschelnd im Bett oder einem anderen gemütlichen Ort. Auch dort kann man wickeln und sich von anderen verwöhnen lassen.

Die Zeit, in der Sie die erste Ausfahrt im Kinderwagen machen oder sich mit Freunden treffen wollen, kommt ganz von allein. Seien Sie nicht ungeduldig und lassen Sie sich ein auf die anfängliche Zeitlosigkeit und Ruhe, die Ihr Kind ausstrahlt. Es wird es Ihnen danken.

Uterusrückbildung und Nachwehen

Nachdem der Mutterkuchen geboren ist, beginnt die Rückbildung der Gebärmutter. Sie zieht sich zusammen, verhindert dadurch eine größere Blutung und nimmt in den nächsten zwei Wochen auch massiv an Größe ab. Dies wird ermöglicht durch sogenannte Nachwehen, von denen Frauen, die ihr erstes Kind geboren haben, meist gar nichts merken.

Mit jedem weiteren Kind werden die Geburten kürzer, aber die Zeit der Nachwehen länger. Auch durch das Saugen des Kindes an der Brust werden Nachwehen ausgelöst und unterstützen eine schnelle Heilung der Haftfläche der Plazenta und Verkleinerung der Gebärmutter. Bis zur endgültigen Rückbildung benötigt Sie etwa sechs bis acht Wochen.

Lochien

Ähnlich wie bei der Abbruchblutung nach der Menstruation kommt es nach der Geburt zu einer Blutung, die mehrere Wochen anhält, vermischt mit blutigem Sekret der heilenden Haftstelle des Mutterkuchens und Resten von Eihaut. In den ersten zwei bis drei Tagen ist sie stärker als eine normale Abbruchblutung, eventuell auch vermischt mit Verklumpungen alten Blutes. Aber dann nimmt die Menge der sogenannten Lochien schnell ab. Das Blut wird zunächst wässrig und anschließend dunkelrot bis bräunlich. Zum Ende erscheint dann noch ein gelblicher Ausfluss, und dann ist die Zeit der Lochien im Wochenbett vorbei.

Nach einem Kaiserschnitt dauert dies etwa vier Wochen, nach Geburt durch den Geburtskanal etwa sechs bis acht Wochen.

Je nachdem, ob eine Wunde, die eventuell noch nicht abschließend verheilt ist, in der Scheide oder am Damm vorhanden war, ist auch gegen den Gebrauch von Tampons nichts einzuwenden, wenn sie denn oft genug gewechselt werden.

Überholt sind Ansichten, dass die Lochien hochinfektiös seien, und auch überholt ist die Behauptung, dass man erst ein Bad mit oder ohne sein Kind nehmen dürfe, wenn die Lochien vorüber sind.

Warten Sie nur das Ende der anfänglich rotfarbigen Blutung ab.

||| Lochien

Als Wochenfluss (Lochien) werden Wundabsonderungen aus der Gebärmutter nach der Geburt bezeichnet.

Stuhl

Vermeiden Sie in den ersten Tagen Lebensmittel, die stopfend wirken. Auch der Darm gewöhnt sich an die neuen Platzverhältnisse und genießt mit Ihnen das gemütliche Leben. Damit Sie sich aber nicht unwohl verstopft fühlen, bieten Hebammen Ihnen eine Bauchmassage an oder achten zumindest darauf, dass der Stuhlgang funktioniert. Vielleicht kennen Sie auch selbst ein Lebensmittel, bei dem Sie leichter abführen können. Verzichten Sie auf Abführmittel.

Nach einer durch Naht versorgten Geburtsverletzung haben Frauen oft Angst, dass etwas beim Pressen bei hartem Stuhlgang reißen könnte. Keine Angst, das wird nicht passieren.

Stillen

Die Entscheidung, Ihr Kind mit Muttermilch zu ernähren, ist die beste Voraussetzung für eine gesunde Entwicklung Ihres Kindes. Haben Sie Vertrauen in Ihre Fähigkeit, Ihr Kind in seinen ersten sechs Lebensmonaten ausschließlich mit Muttermilch zu versorgen! Mit anfänglicher Unterstützung durch Ihre Hebamme oder andere Fachfrauen wird es Ihnen sicher leicht gelingen, diese besondere Zeit zu erleben. Eine Zeit, in der Sie bei jeder Stillmahlzeit Ihrem Kind intensive Nähe schenken, was ihm Geborgenheit vermittelt und sein Urvertrauen stärkt.

Warum werden nicht alle Kinder mit der Nahrung versorgt, die die Natur für sie vorgesehen hat? Trotz der Nachteile, die künstliche Flaschennahrung gegenüber Muttermilch bietet, können nur noch wenige Kinder im Alter von sechs Monaten die Vorzüge der Muttermilch genießen. Ein Grund ist das Fehlen einer Stillkultur.

Viele Mütter haben in dieser neuen Lebensphase nicht die Möglichkeit, aus Erfahrungen zu schöpfen. In unserer Gesellschaft ist das Stillen in der Öffentlichkeit nur wenig zu beobachten, obwohl es doch ebenso selbstverständlich sein sollte wie das Verzehren eines Menüs im Restaurant. Selten können Sie innerhalb der Familie oder des Freundeskreises Stillpaare erleben und von deren Stillfähigkeiten lernen. So geht leicht das Gespür für den natürlichen Umgang mit dem Stillen verloren. Es schleichen sich Fehler ein. Die daraus entstehenden Probleme lassen Mutter und Kind eine unbefriedigende Stillzeit erleben, was dann häufig frühzeitig zum Beenden der Stillbeziehung führt.

Soweit muss es nicht kommen, wenn Sie wissen, wie es richtig geht. Genießen Sie die Zweisamkeit mit Ihrem Baby. Sie profitieren beide von der wachsenden Vertrautheit zwischen Mutter und Kind.

Kolostrum, ein äußerst wertvolles Nahrungsmittel

Das Stillen Ihres Kindes und verschiedene Hormone geben Ihrem Körper nach der Geburt das Signal, Milch zu bilden. In Ihrer Brust entsteht das Kolostrum, ein äußerst wertvolles Nahrungsmittel. Mit seinen hochwertigen Inhaltsstoffen ist es genau auf den Bedarf des Neugeborenen abgestimmt. Es wird in geringer Menge produziert, die aber den kindlichen Bedürfnissen entspricht. Der kindliche Magen kann am ersten Lebenstag nur fünf bis sieben Milliliter pro Mahlzeit aufnehmen. Die Dehnfähigkeit des Magens nimmt an den folgenden Tagen schnell zu, was dann die Aufnahme einer größeren Trinkmenge ermöglicht. Auch die Nieren eines Neugeborenen sind noch nicht völlig ausgereift, sodass die geringe Menge und hohe Konzentration der Milch genau passend sind. Die Darmschleimhaut ist noch durchlässig für verschiedene Krankheitserreger; im Kolostrum enthaltene Substanzen schützen Ihr Kind vor diesen Erregern.

Die Milch schießt ein

Zwischen dem zweiten und sechsten Tag nach der Geburt verändern sich Zusammensetzung und Menge der Milch, es entsteht nach einer Übergangsphase die reife Frauenmilch. Diese Umstellung wird als „Milcheinschuss" (initiale Brustdrüsenschwellung) bezeichnet. Der Übergang vom Kolostrum zur reifen Milch verläuft allmählich, sodass „Einschuss" einen falschen Eindruck vermittelt.

Ein starkes Anschwellen der Brust mit Rötung, Wärmegefühl und Berührungsempfindlichkeit kann zum Milcheinschuss gehören. Diese Begleiterscheinungen entstehen durch vermehrte Durchblutung und zusätzliche Lymphflüssigkeit in der Brust, aber nicht, weil diese übermäßig mit Milch gefüllt ist. Die Bezeichnung initiale Brustdrüsenschwellung ist deshalb zutreffender als „Milcheinschuss". Mütter, die ihre Kinder in den ersten Stunden und Tagen nach der Geburt häufig stillen, erleben oft einen milderen Verlauf des Milcheinschusses. Die Stärke sagt nichts über die Milchmenge aus, die von Ihrer Brust gebildet wird. Auch wenn Sie keine Beschwerden verspüren, werden Sie genügend Muttermilch produzieren.

Zur Linderung eines ausgeprägten Milcheinschusses stillen Sie Ihr Kind, sooft es möchte. Bei stark gespannter Haut kann sich die Brustwarze nicht aufstellen, und Ihr Baby hat eventuell Schwierigkeiten, die Brust zu erfassen. Legen Sie vor dem Stillen im Bereich der Brustwarze für kurze Zeit warme Kompressen auf. Drücken Sie vorsichtig etwas Milch aus, das macht den Warzenhof weicher. Eine zusätzliche sanfte Massage unterstützt das Aufstellen der Brustwarze.

Zur Reduzierung der Brustschwellung können Sie Ihre Brust direkt nach dem Stillen mit Quarkkompressen kühlen.

Vereinfachen Sie sich und Ihrem Kind den Start in die Stillzeit, nehmen Sie jetzt fachkundige Unterstützung durch eine Hebamme oder Stillberaterin in Anspruch.

||| Quarkkompressen

Für eine Quarkkompresse bestreichen Sie eine Mullwindel auf einer Fläche von etwa 10 x 20 Zentimeter mit Magerquark. Tragen Sie den Quark etwa ein bis zwei Zentimeter dick auf. Falten Sie die Windel und legen Sie sie so auf die Brust, dass eine Schicht Stoff zwischen der Haut und dem Quark liegt; so müssen Sie den Quark anschließend nicht abwaschen.

Die Kompresse kann auf der Brust bleiben, bis der Quark eingetrocknet ist, beziehungsweise solange Sie sich wohlfühlen.

Der Quark sollte kühl sein, aber nicht eiskalt!

Die ersten Tage nach der Geburt

Die ersten Stunden und Tage im Zusammenleben mit Ihrem Neugeborenen haben keinen Rhythmus und entsprechen keiner Norm. Diese Zeit ist geprägt davon, einander kennenzulernen und zueinanderzufinden. Unterstützen Sie Ihr Kind, indem Sie ihm Halt und Sicherheit geben, sich in seinem neuen Lebensraum zu orientieren. Die Nabelschnur wurde zwar nach der Geburt durchtrennt, doch Ihr Kind nabelt sich erst jetzt Schritt für Schritt ab.

Das Kind gibt den Takt an ...

In den ersten 24 Stunden trinken viele Babys eher selten. Drei Stillmahlzeiten sind für ein reifes, gesundes Kind durchaus normal und ausreichend. Das Stillbedürfnis steigt fast immer in den folgenden Tagen an, sodass es leicht zu zwölf bis 18 Stillepisoden in 24 Stunden kommen kann. Diese häufigen Stillmahlzeiten unterstützen die Steigerung der Milchmenge und versorgen das Neugeborene mit allen notwendigen Nährstoffen. Hat sich das Stillen nach ein paar Tagen eingespielt, sinkt die Stillhäufigkeit wieder ab und liegt in den ersten Wochen nach der Geburt bei etwa acht bis zwölf Mahlzeiten in 24 Stunden.

Das Trink- und Schlafverhalten der Säuglinge ist unterschiedlich, manche Kinder schlafen viel und zeigen wenig Interesse am Stillen. Um auch in dieser Situation die Milchbildung zu fördern und dem Kind ausreichend Kolostrum zukommen zu lassen, beachten Sie die Signale, die Ihr Kind auch im Halbschlaf aussendet. Sie müssen nicht warten, bis es sein Bedürfnis gestillt zu werden durch Weinen ausdrückt.

Passen Sie sich dem Rhythmus Ihres Babys an, dann werden Sie schnell ein eingespieltes Team.

Während der leichteren Schlafphasen, wenn sich das Kind im Schlaf bewegt, es zu schnellen Augenbewegungen bei geschlossenen Augenlidern kommt oder Saug- und Suchbewegungen zu sehen sind, lassen sich die Kleinen oft zum Trinken an der Brust anregen. Bei intensivem Körperkontakt zeigen schläfrige Kinder ebenfalls mehr Interesse am Stillen.

Legen Sie Ihr Kind ruhig auch an den ersten Tagen nach der Geburt immer wieder nackt auf Ihre Brust. Über den Hautkontakt regen sie es an, wacher zu sein und häufiger zu saugen. Auch der Vater kann dies gern übernehmen und die Nähe zu seinem Kind genießen.

Nach wenigen Tagen sind die anfänglichen Schwierigkeiten überwunden, und das Neugeborene findet seinen Rhythmus.

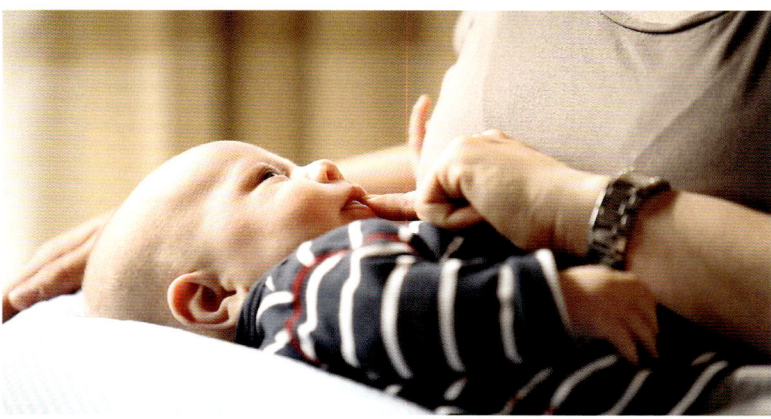

Ihr Kind nimmt Kontakt zu Ihnen auf.

Wenn es keine festen Vorgaben für die Abstände der einzelnen Stillmahlzeiten gibt und Sie sich auf den Takt Ihres Kindes einlassen können, entwickelt sich Ihr ganz persönlicher Stillrhythmus.

... und bestimmt die Länge der Mahlzeit

Die Dauer der Stillmahlzeiten wird allein von Ihrem Kind bestimmt! Die Nahrungsmenge, die es aufnimmt, ist abhängig vom Milchfluss und den Inhaltsstoffen der Milch. Die Zusammensetzung der Muttermilch ist von Frau zu Frau unterschiedlich und ändert sich auch im Verlauf einer Mahlzeit. Ebenso ist die Stärke des Milchflusses nicht bei allen Frauen gleich.

Die Kinder zeigen schon am Anfang unterschiedliche Sauggewohnheiten. Es gibt die Genießer, die ruhig und bedächtig saugen und gerne auch mal eine Pause machen. Und es gibt andere, die trinken zügig, fast gierig, und sind in wenigen Minuten gut gesättigt. Wenn die Dauer der Stillmahlzeit für alle Mutter-Kind-Paare auf die gleiche Zeitspanne beschränkt wird, können Sie sich vorstellen, dass nicht jeder Säugling ausreichend versorgt wird. Eine Stillepisode kann bei einem Kind, das sich zwischendurch immer wieder ausruht, bis zu 60 Minuten dauern. Oft schiebt sich hier die Angst vor wunden Brustwarzen in den Vordergrund. Ist der Säugling richtig angelegt, werden die Brustwarzen jedoch weder durch langes noch durch häufiges Stillen beeinträchtigt. Die meisten Kinder sind nach etwa 20 bis 30 Minuten satt.

Satt oder noch hungrig?

Beobachten Sie Ihr Baby beim Stillen: Rhythmische Bewegungen des Kiefers und ein hörbares Schlucken sprechen für einen guten Milchtransfer. Saugt Ihr Kind gut, können Sie sehen, dass sich auch die Ohren und Schläfen bewegen. Ist Ihr Kind satt, hört es auf zu saugen, lässt die Brust los oder schläft ein.

Eine normale Gewichtszunahme des Säuglings spricht immer für eine ausreichende Nährstoffversorgung. Sie können auch über die Ausscheidung beurteilen, ob Ihr Kind ausreichend Nahrung bekommt. Nach dem Einsetzen der Milchbildung haben Babys etwa sechs nasse Windeln und mindestens einmal Stuhlgang in 24 Stunden.

Beide Brüste bei jeder Stillmahlzeit?

Zu Beginn der Stillzeit ist es zur Anregung der Milchproduktion sinnvoll, wenn Sie Ihr Baby bei jeder Mahlzeit an beide Brüste anlegen. Achten Sie auf einen gleichmäßigen Wechsel der Seiten, um beide Brüste gleich stark zu stimulieren. Leert Ihr Kind jedes Mal beide Seiten, beginnen Sie die Stillmahlzeit immer mit der Brust, mit der Sie bei der vorherigen Mahlzeit aufgehört haben. Da das Baby anfangs stärker saugt, garantiert Ihnen dieser Wechsel eine gleichmäßige Stimulation beider Brüste. Haben Sie bei der letzten Mahlzeit nur an einer Seite gestillt, beginnen Sie mit der Brust, die bei dieser Mahlzeit nicht geleert wurde.

Hat sich die Milchbildung eingespielt, müssen Sie nicht immer an beiden Seiten pro Mahlzeit stillen.

Im Verlauf einer Stillmahlzeit verändert sich die Zusammensetzung der Muttermilch. So hat die zum Ende der Mahlzeit abgegebene Hintermilch einen höheren Fettgehalt als die zu Beginn produzierte Vordermilch. Trinkt Ihr Baby an beiden Seiten eher kurz, ist es möglich, dass es nicht genügend von dieser Hintermilch bekommt. Wenn Sie im Verlauf einer Mahlzeit nicht die Seiten wechseln, trinkt es länger an einer Brust und somit mehr von der fetthaltigeren Milch, was sich positiv auf die Gewichtszunahme des Babys auswirken kann. Sie müssen nicht befürchten, dass dieses einseitige Stillen einen Milchstau in der nicht geleerten Brust hervorruft. Ihr Körper stellt sich mit seiner Milchproduktion in kurzer Zeit auf die Abstände der Brustentleerung ein.

Um nicht ständig überlegen zu müssen, welche Seite jetzt „dran" ist, kennzeichnen Sie die Seite, an der Sie zuletzt gestillt haben mit einem Band oder einen Clip am BH-Träger. Auch ein Armband am entsprechenden Handgelenk kann Ihnen als Gedankenstütze dienen.

Wachstumsschub

Bei einem Wachstumsschub steigt der Nährstoffbedarf Ihres Babys an, es meldet sich öfter als gewohnt. Sie haben den Eindruck, Ihr Kind bekommt nicht genügend Muttermilch. Stillen Sie jetzt weiterhin nach Bedarf Ihres Kindes, das heißt, wenn nötig, auch alle ein bis zwei Stunden. Dadurch ist eine ausreichende Nährstoffversorgung Ihres Babys gewährleistet, und Ihr Körper bekommt über das häufige Stillen das Signal, mehr Milch zu bilden. Die Milchmenge wird von der Stillhäufigkeit beeinflusst, das heißt, die Nachfrage regelt das Angebot.

Innerhalb von 72 Stunden hat sich Ihre Milchproduktion auf den erhöhten Bedarf eingestellt und die Abstände zwischen den Stillmahlzeiten normalisieren sich wieder.

Die zusätzliche Gabe künstlicher Flaschennahrung ist keine Lösung, sondern würde das Gleichgewicht von Angebot und Nachfrage empfindlich stören. Bekommt Ihr Baby zusätzliche Nahrung, ist es gesättigt und wird Ihrer Brust nicht über das Stillen signalisieren, wie viel Nahrung es benötigt. Die Milchproduktion kann sich nicht auf den Bedarf Ihres Kindes einstellen und der erste Schritt zum Abstillen ist getan.

Der erste Wachstumsschub tritt um den zehnten Lebenstag auf. Zu weiteren Wachstumsschüben kommt es nach etwa sechs Wochen, nach drei und nach sechs Monaten.

Gewichtszunahme im ersten Lebensjahr

Wie und ob sich das Gewicht Ihres Babys verändert, wird bei den einzelnen kinderärztlichen Vorsorgeuntersuchungen oder auch von Ihrer Hebamme beobachtet.

Gesunde, reif geborene Kinder verdoppeln ihr Geburtsgewicht innerhalb der ersten sechs Lebensmonate. Bis zum Ende des ersten Lebensjahres beträgt ihr Gewicht grob geschätzt das Dreifache des Geburtsgewichts.

Das Gewicht wird regelmäßig überprüft, damit Sie größere Abweichungen rechtzeitig erkennen. So kann beispielsweise auch eine Erkrankung zu einem frühen Zeitpunkt erkannt werden.

Damit die Gewichtszunahme besser beurteilt werden kann, werden die Daten in eine Gewichtskurve eingetragen. Auf diesen Kurven ist, mithilfe von Hundertstelwerten (Perzentilen), die Gewichtsentwicklung der Kinder dargestellt. Diese Werte sagen aus, dass bei einem Kind, dessen Gewicht auf der 20. Perzentile liegt, nur 20 Prozent der Kinder im gleichen Alter und Geschlecht im Vergleich leichter sind und 80 Prozent der Kinder schwerer. Zur richtigen Einschätzung der Gewichtsentwicklung sind immer der Verlauf und damit mehrere Messungen erforderlich.

Die Gewichtsentwicklung von Still- und Flaschenkindern verläuft unterschiedlich. Gestillte Kinder nehmen in den ersten beiden Monaten schneller zu als Kinder, die künstliche Nahrung bekommen haben. Ab dem dritten Lebensmonat verlangsamt sich die Gewichtszunahme der Stillkinder gegenüber den Flaschenkindern. Am Ende des ersten Lebensjahres sind Kinder, die mit Muttermilch ernährt wurden, leichter als die, die Flaschennahrung erhalten haben.

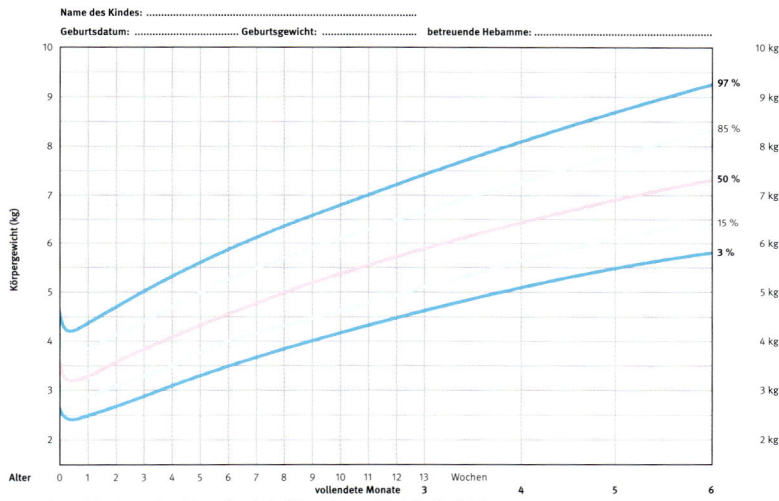

Name des Kindes: ....

Geburtsdatum: .... Geburtsgewicht: .... betreuende Hebamme: ....

WHO Standards, Mädchen, Körpergewicht nach Alter, mit Perzentilen (soviel Prozent der Jungen sind im gleichen Alter leichter)

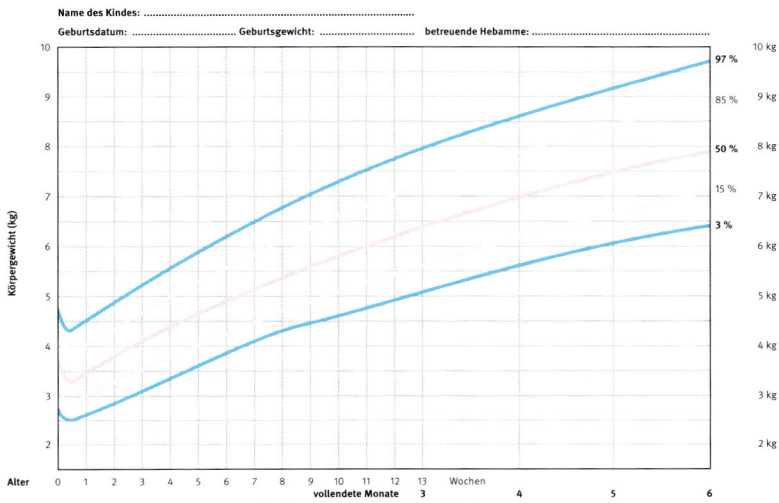

Name des Kindes: ....

Geburtsdatum: .... Geburtsgewicht: .... betreuende Hebamme: ....

WHO Standards, Jungen, Körpergewicht nach Alter, mit Perzentilen (soviel Prozent der Jungen sind im gleichen Alter leichter)

Zu groß, zu klein, zu schwer, zu leicht – oder ist Ihr Kind „genau richtig"?

Handling beim Stillen

Wenn Sie einige wenige Regeln beachten, die Ihre eigene Haltung und die Lage des Kindes zu Ihrer Brust und zur Brustwarze beim Stillen betreffen, wird Ihr Kind ausreichend Milch erhalten. Und Sie können eine innige Stillbeziehung aufbauen.

Nutzen Sie die ersten Tage zum Üben. Ihr Kind muss zunächst gut positioniert werden und Ihre Hände müssen wissen, wie sie die Anlegetechnik unterstützen. Lösen Sie dann den Suchreflex Ihres Kindes aus, damit es den Mund weit öffnet, um genügend Brust im Mund aufzunehmen.

Lassen Sie sich Zeit und seien Sie geduldig. Neugeborene haben ein ganz eigenes Zeitschema, auf das Sie sich einlassen müssen.

Wenn sich die Milchmenge in den nächsten Tagen steigert, wird Ihre Brust zunächst fester. Dann ist es gut, wenn Sie bereits wissen, wie das Stillen am besten funktioniert.

Haben Sie sich eine gute Stilltechnik angeeignet, ist das Stillen schmerzfrei und die Brust bildet ausreichend Milch – sowohl bei nur einem als auch bei mehreren Kindern.

Übrigens ist es völlig egal, welche Form Ihre Brustwarzen haben. Stillen können Sie ebenso gut mit Schlupfwarzen oder Flachwarzen.

Die Kunst des Stillens

Basis einer unproblematischen Stillzeit ist eine gute Stillposition und Anlegetechnik. Das ist nicht so kompliziert, wie es auf den ersten Blick aussehen mag. Welche der möglichen Stillpositionen Sie auch wählen, wichtig ist, dass Sie und Ihr Kind eine bequeme Haltung einnehmen. Ist dies nicht der Fall, kann es im Verlauf der Stillmahlzeit zu

Ermüdungserscheinungen in Form von Rückenschmerzen, Schmerzen im Nackenbereich oder auch nur dazu kommen, dass Ihr Arm schwer wird. Sie stillen Ihr Kind täglich mehrere Stunden. Empfinden Sie das Stillen als anstrengend oder sogar als schmerzhaft, kommt es zu Verkrampfungen, die sich auf den Milchfluss negativ auswirken.

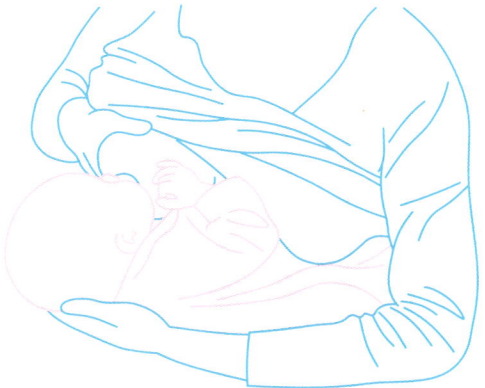

Wenn Sie und Ihr Kind eine bequeme Haltung eingenommen haben, können Sie beide die Zweisamkeit beim Stillen ganz entspannt genießen.

Auch die Haltung Ihres Babys beeinflusst den Stillerfolg. Dies zeigt sich deutlich bei der Entstehung von schmerzenden oder wunden Brustwarzen. Die Ursache hierfür ist fast immer eine schlechte Stillhaltung oder Anlegetechnik.

Sind diese „Fehlerquellen" behoben, haben Sie schon einen ganz großen Schritt zu einer langen und problemlosen Stillzeit getan.

Stillpositionen

Es gibt keine Stillposition, die für jedes Stillpaar perfekt ist. Es kann auch keine Empfehlung geben, ob Sie besser auf einem Stuhl oder einem Sessel zum Stillen sitzen oder doch lieber liegend stillen, welches Stillkissen Sie benutzen oder ob dieses Kissen größer oder eher kleiner sein soll.

Die Stillsituation wird von den unterschiedlichen Körpermaßen der Frauen, wie zum Beispiel langem oder kurzem Oberkörper, kleiner oder großer Brust oder auch der Höhe des Brustansatzes bestimmt. Nicht immer werden Sie am selben Ort stillen, was ebenfalls einen Wechsel der Stillposition erfordern kann.

Sie müssen nicht extra einen bestimmten Stuhl oder Ähnliches zum Stillen anschaffen. Es findet sich immer eine Gelegenheit, in der Sie mithilfe von Kissen entspannt stillen können. Oft erweisen sich zum Beispiel Sessel, die für die Stillzeit angeschafft wurden, als superbequem, aber zum Stillen völlig unpraktisch, sodass das entsprechende Möbelstück – zumindest zum Stillen – nicht benutzt wird.

Die Verwendung eines Stillkissens kann praktisch sein wegen seiner vielfältigen Einsatzmöglichkeiten. Ein normales Kissen oder eine aufgerollte Decke können aber den gleichen Zweck erfüllen.

Finden Sie durch das Ausprobieren verschiedener Positionen heraus, wie es für Sie und Ihr Kind angenehm ist zu stillen.

Stillen im Sitzen

Für das Stillen im Sitzen achten Sie darauf, dass Ihr Rücken gut abgestützt wird. Lehnen Sie sich beim Sitzen nicht zurück, das würde Ihre Brust abflachen und das Anlegen des Babys erschweren. Aufrecht oder leicht nach vorn gebeugt fällt Ihre Brust etwas vor und das Anlegen geht Ihnen leichter von der Hand. Bei Bedarf stützen Sie Ihren Rücken im unteren Bereich mit einem zusätzlichen Kissen.

Je nach Höhe der Sitzgelegenheit kann eine Fußbank oder Ähnliches angenehm sein. Dadurch kommen Ihre Knie etwas höher. Sie haben nicht ständig das Gefühl, dass Sie Ihr Kind halten müssen, weil es etwa nach vorn rutscht oder von Ihren Beinen zu rollen droht. Eine kleine Fußbank, ein Kissen auf dem Fußboden oder auch ein Buch unter den Füßen ermöglichen Ihnen mehr Entspannung.

Können Sie nun noch Ihre Unterarme auf ein Kissen oder eine Armlehne ablegen, haben Sie eine gute und entspannende Stillhaltung eingenommen.

Jetzt können Sie zwischen zwei verschiedenen Haltungen wählen, der Wiegehaltung und der Rückenhaltung.

Die Wiegehaltung

Für die Wiegehaltung lagern Sie Ihr Baby so auf Ihrem Schoß, dass es waagerecht vor Ihrem Körper und in Brusthöhe liegt. Das heißt, Sie müssen sich weder vorbeugen noch Ihr Kind anheben, damit es die Brust erfassen kann. Liegt es unterhalb der Brust, gleichen Sie den Höhenunterschied mit einem Kissen aus. Liegt Ihr Kind zu hoch, kann es eventuell hilfreich sein, wenn Sie eine zusammengerollte Windel unter die Brust klemmen und diese so stützen. Dadurch kommt die Brust höher und das Anlegen klappt besser.

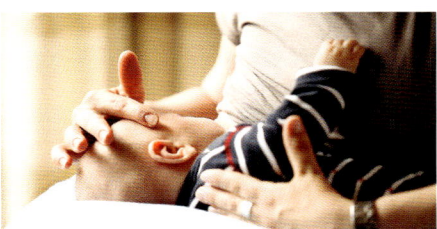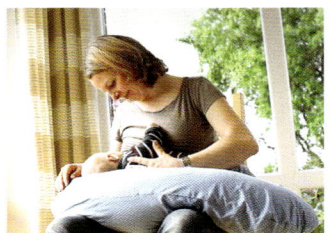

In der Wiegehaltung liegt Ihr Baby waagerecht vor Ihrem Körper.

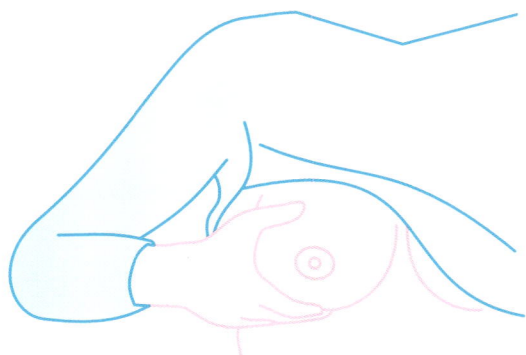

Unterstützen Sie das Ansaugen Ihres Kindes, indem Sie Ihre Brust im C-Griff fassen.

Wollen Sie mit der rechten Brust stillen, liegt das Köpfchen auf der rechten Seite. Umfassen Sie mit der rechten Hand die Brust am Ansatz, im sogenannten C-Griff. Das bedeutet, dass der Daumen Ihrer Hand oben und die Finger unterhalb der Brust liegen. Fahren Sie mit der linken Hand unter das Köpfchen und führen Sie es sanft zur Brust. Ihr Unterarm verläuft parallel zum kindlichen Rücken. Hat das Baby angesaugt, können Sie die Brust loslassen und müssen, bei richtiger Lagerung des Kindes, auch das Köpfchen nicht weiter stützen.

||| C-Griff

Wird die Brust im C-Griff gefasst, liegen der Daumen auf und die Finger unterhalb der Brust. Mit diesem Griff ist es möglich, die Brust zu halten, ohne den Trinkbereich des Kindes einzuschränken, was dem Kind ermöglicht, beim Ansaugen genügend Brust im Mund aufzunehmen.

Bei dem häufig dargestellten sogenannten Zigarettengriff, die Brust wird zwischen Zeige- und Mittelfinger gehalten, können die Finger nicht so weit gespreizt werden und sind dem Kind beim Ansaugen im Weg. Das Kind nimmt nicht ausreichend Brustgewebe auf und die Entstehung wunder Brustwarzen wird so begünstigt.

Die Rückenhaltung

Bei der Rückenhaltung legen Sie Ihr Baby seitlich neben Ihren Ober-körper. Wollen Sie mit der rechten Brust stillen, lagern Sie das Baby auf der rechten Seite. Es liegt unter Ihrem Arm, die Beine zeigen hin-ter Ihren Rücken. Ihr Unterarm stützt den Rücken des Kindes. So kön-nen Sie den Kopf in die rechte Hand nehmen und falls notwendig sanft seine Position ändern. Mit der linken Hand umfassen Sie Ihre Brust im C-Griff. Auch beim Rückengriff ist es erforderlich, dass Ihr Kind in Brusthöhe liegt, sodass Sie entspannt sitzen und das Baby für die Dauer der Stillmahlzeit nicht anheben oder sich zum Stillen vor-beugen müssen. Bei dieser Stillposition können Sie gut beobachten, ob Ihr Kind die Brust optimal erfasst.

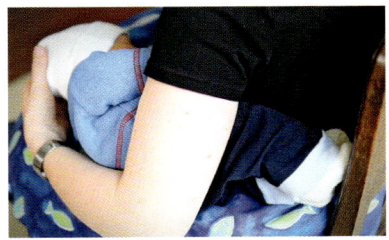 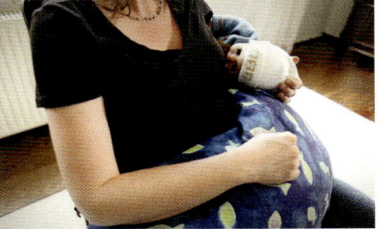

Beim Rückengriff liegt Ihr Kind an Ihrer Seite, die Beine zeigen nach hinten.

Stillen im Liegen

Das Stillen in der Seitenlage bietet sich vor allem nachts an. Sie müssen nicht aufstehen und: Falls Sie während des Stillens einschlafen, kann Ihr Kind nicht wegrutschen.

Legen Sie sich auf die Seite, stützen Sie Ihren Kopf mit einem Kissen oder einer Rolle. Ihre Schulter liegt nicht mit auf dem Kissen, sondern auf gleicher Höhe wie Ihr Körper auf der Unterlage.

In dieser Lage kann es für Sie angenehm sein, wenn Sie mit einem weiteren Kissen Ihren Rücken stützen oder auch ein Kissen zwischen die Knie klemmen. Probieren Sie aus, wie Sie am besten liegen können.

Ihr Baby liegt ebenfalls auf der Seite vor Ihnen, „Bauch an Bauch".

Auch für diese Stillposition ist es wichtig, dass Sie Ihr Kind so lagern, dass es die Brust, ohne Veränderung der Körperhaltung, erfassen und entspannt trinken kann.

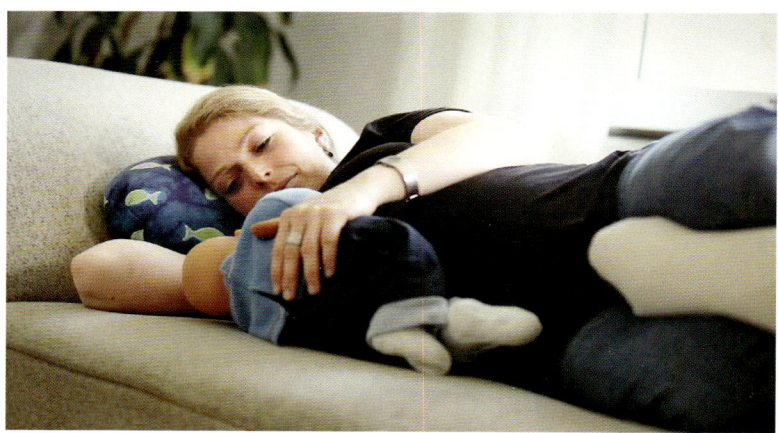

Das Stillen in der Seitenlage ist vor allem nachts sehr angenehm.

Der Kopf liegt in Brusthöhe, die Nase ist auf gleicher Höhe mit der Brustwarze. Zeigt die Brustwarze eher unterhalb der kindlichen Nase, Richtung Unterlage, verändern Sie Ihre Körperhaltung etwas, indem Sie sich leicht zurücklehnen. Ist diese Lagerung für Sie nicht angenehm, können Sie auch versuchen, die Position der Brust zu verändern. Rollen Sie eine Stoffwindel oder ein kleines Handtuch auf und legen Sie diese Rolle unter die Brust. So wird sie angehoben und liegt nun in der richtigen Position zum Kind. Stützen Sie Ihr Baby im Rücken mit einem Kissen ab, damit es nicht wegrollt.

Korrektes Anlegen und Erfassen der Brust

Bei fast allen Stillpositionen liegt ihr Baby auf der Seite, mit seinem ganzen Körper Ihnen zugewandt. Dies wird oft als „Bauch-an Bauch-Stillen" bezeichnet. Diese Position ist nicht für alle Stillpaare möglich. Wie das Kind letztendlich liegt, wird durch die Größe und Form Ihrer Brust beziehungsweise dem Sitz der Brustwarze bestimmt. Haben Sie eine große Brust und die Brustwarze zeigt leicht nach unten, kann das Baby diese besser erfassen, wenn es halb auf dem Rücken, etwas unterhalb der Brust gelagert wird.

Ist Ihre Brust kleiner und zeigt die Brustwarze nach vorn, ist die „Bauch-an-Bauch-Lagerung" sinnvoll. Bei guter Stillposition ergeben Ihre Brust und der kindliche Kopf eine Linie.

kleine Brust   **mittelgroße Brust**   **große Brust**

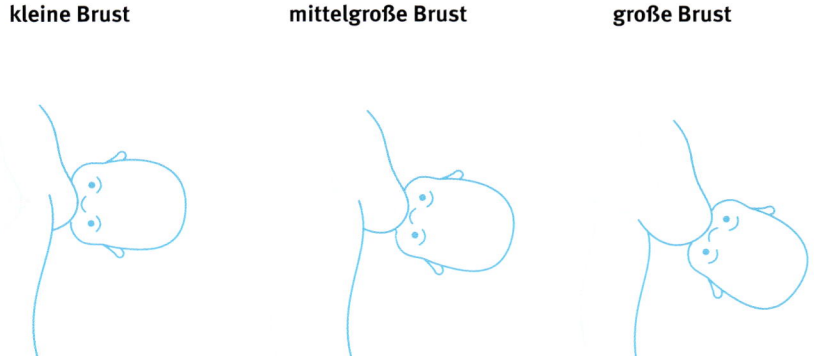

Die richtige Lage Ihres Kindes beim Stillen hängt von der Größe Ihrer Brust ab.

Optimal liegt das Kind, wenn es den Kopf zum Erfassen der Brust-warze gerade halten kann und ihn nicht zur Seite drehen muss. Das Drehen des Kopfes erschwert dem Kind das Schlucken und kann zu wunden Brustwarzen führen.

Liegt das Baby vor Ihrer Brust, lagern Sie es so, dass die Nase und nicht der Mund auf Ihre Brustwarze zeigt. Wenn Sie nun Ihr Kind damit an Nase oder Oberlippe berühren, wird der Suchreflex ausgelöst und es hebt den Kopf an. In dieser Haltung kann es den Mund weit öffnen und viel Brust erfassen.

Ist das Kind hungrig, beginnt es bei Berührung an der Wange oder im Mundbereich nach der Brust zu suchen.

Ihr Kind wird nicht nur die Brustwarze im Mund aufnehmen, sondern auch einen Teil des Warzenhofs (Areola). Wie viel von der Areola noch sichtbar ist, hängt von der Größe der Mamille ab.

Das Kinn des Kindes drückt sich in das Brustgewebe, auch die Nase hat Kontakt zur Brust. Haben Sie das Gefühl, die Atmung Ihres Kindes wird behindert, müssen Sie nicht das Gewebe mit dem Finger eindrücken, sondern nur die Lage Ihres Kindes verändern. Ziehen Sie Ihr Kind etwas dichter zu sich heran und schieben Sie es sanft Richtung Füße. Dadurch erreichen Sie eine leichte Streckung des Kopfes, die Nase wird frei und es kann besser atmen.

Berühren Nase und Kinn nicht die Brust, trinkt es wahrscheinlich nur an der Brustwarze. Ein effektives Leeren der Brust ist so nicht gewährleistet.

Auch können die Brustwarzen wund werden und das Stillen ist für Sie unangenehm bis schmerzhaft. Um Probleme zu vermeiden, warten Sie nicht bis zum Ende der Stillmahlzeit, sondern lösen Sie Ihr Kind von der Brust und legen Sie es gleich erneut an.

Die Lippen des Babys sind beim Stillen nach außen gestülpt. Sollten sie nach innen eingerollt sein, kann es nicht korrekt saugen. Versuchen Sie die Lippe vorsichtig herauszuziehen oder lösen Sie Ihr Kind von der Brust. Beim Wiederanlegen achten Sie darauf, dass es den

Mund weit geöffnet hat; dadurch wird das Einsaugen der Lippen ver-mieden.

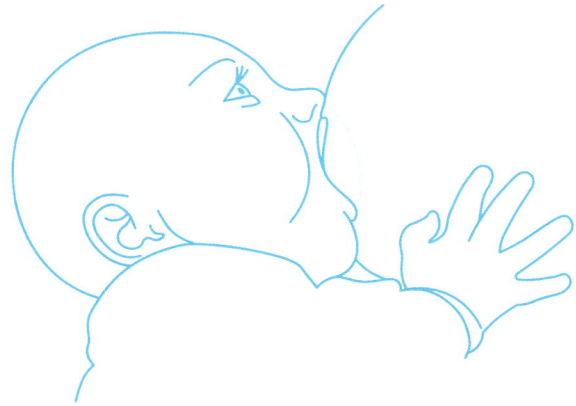

Achten Sie darauf, dass Ihr Baby nicht nur die Brustwarze, sondern auch einen Teil des Warzenhofs mit dem Mund umfasst.

Ist Ihr Kind korrekt angelegt, verursacht auch längeres oder häufiges Stillen keine Schmerzen.

Typischerweise beginnt das Baby die Stillmahlzeit mit schnellen kur-zen Saugbewegungen. Dadurch wird der Milchspendereflex ausge-löst. Fängt die Milch an zu fließen, wird der Saugrhythmus des Kindes langsamer und das Baby schluckt hörbar in regelmäßigen Abständen.

||| **Milchspendereflex**

Saugt das Kind an der Brust, schüttet der mütterliche Organismus das Hormon Oxytocin aus. Dieses Hormon bewirkt ein Zusammenziehen bestimmter Zellen in der Brustdrüse und die Muttermilch wird in die Milchgänge gepresst. Manche Frauen verspüren den Milchspendereflex als warmes, kribbelndes Gefühl in der Brust.

Das Baby von der Brust nehmen

Müssen Sie eine Stillmahlzeit unterbrechen und möchten Sie das Baby von der Brust abnehmen, lösen Sie erst den sogenannten Saugschluss. Als Saugschluss wird das Vakuum bezeichnet, das das Kind beim Trinken an der Brust aufbaut. Würden Sie Ihr Kind einfach von der Brust abziehen, besteht die Gefahr, dass Sie die Haut der Brustwarze verletzen. Um den Saugschluss zu unterbrechen, reicht manchmal schon ein leichter Druck auf das Brustgewebe in der Nähe der Brustwarze. Durch sanftes Drücken auf das kindliche Kinn oder durch Einführen Ihres kleinen Fingers in den Mundwinkel des Babys können Sie das Vakuum ebenfalls lösen.

Pflege

Pflege der Brustwarzen

Zur Pflege der Brustwarze streichen Sie nach dem Stillen etwas Milch aus, verreiben diese auf der Brustwarze und lassen sie trocknen. Die Muttermilch bietet der Haut Schutz vor Austrocknung und wirkt zusätzlich antibakteriell. So heilen kleinste Hautrisse bis zur nächsten Stillmahlzeit ab und verursachen keine weiteren Beschwerden. Wenn Sie die Brust nun noch ohne Duschgel oder Seife waschen, um die natürliche Schutzschicht der Haut zu erhalten, sind Ihre Brustwarzen ausreichend gepflegt und geschützt.

Babybadewanne oder Badeeimer?

Zum Baden gibt es spezielle Babybadeeimer. Deren Größe ist so bemessen, dass das Baby aufrecht sitzen kann und nicht wegrutscht. Kinder, die oft unruhig beim Baden sind, fühlen sich möglicherweise in dem engen Badeeimer sicherer und sind entspannter als bei einem Bad in der Wanne.

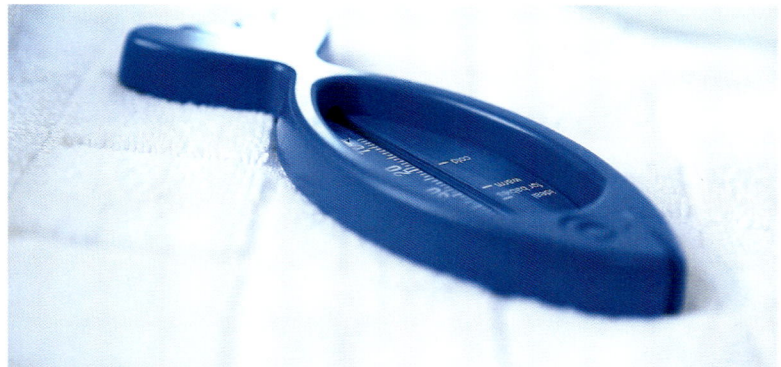

Ein Vergnügen für Babys: Baden im warmen Wasser.

Badeeimer haben den Vorteil, dass nur wenig Wasser eingefüllt werden muss und Sie somit sehr mobil sind. Sie können ihn leicht so abstellen, dass auch Sie eine bequeme Körperhaltung beim Baden Ihres Kindes einnehmen.

Eine Babybadewanne fasst mehr Wasser als ein Eimer und ist dadurch schwerer zu bewegen. Wählen Sie einen sicheren Standort für die Badewanne. Sie können entsprechende Gestelle nutzen, es gibt aber auch Wickeleinheiten mit integrierter Babywanne. Die Wanne kann zum Baden außerdem auf dem Fußboden stehen. Probieren Sie aus, welche Badesituation für Sie und Ihr Kind angenehm ist.

Ob Sie eine Wanne oder einen Badeeimer nutzen: Mit ein wenig Vorbereitung können Sie das Bad für Ihr Kind und dadurch auch für sich entspannt gestalten. Legen Sie sich alles bereit, was Sie zur Versorgung Ihres Kindes brauchen.

Babys sind oft unruhig, wenn die Raumtemperatur beim Baden niedrig ist. Beträgt die Wassertemperatur 37 °C und ist der Raum warm, können Sie viel Stress vermeiden.

Sind Sie am Anfang unsicher und trauen sich das Baden Ihres Kindes nicht zu, wird ihre Hebamme Sie bei einem der ersten Hausbesuche unterstützen.

Hygiene

Die Vorstellungen von Hygiene sind in den Familien sehr unterschiedlich und auch dort nicht konsequent umgesetzt. Ein Zuviel und ein Zuwenig an Hygiene sind falsch. Grob gesagt, führt zu wenig Hygiene zu Erkrankungen der Atmung und der Verdauung, und zu viel Hygiene fördert Allergien.

Ihr Kind kommt mit den Keimen, die in Ihrem Haushalt sind, meistens gut zurecht. Wenn Sie Kleidung, die neu oder gebraucht ist, und Sachen, die in der Klinik waren, waschen, bevor Sie sie Ihrem Baby anziehen, ist das ausreichend. Personen, die nicht in Ihrem Haushalt leben, sollten sich die Hände waschen, bevor Sie Ihr Kind anfassen. Fremde Finger gehören nicht in den Mund eines Säuglings. Zur Beruhigung können Sie dem Kind seine eigene Faust anbieten. Jeder sollte seine Finger nach dem Wickeln des Kindes waschen.

Sagen Sie anderen Personen ruhig, wenn Sie nicht möchten, dass sie Ihr Baby anfassen.

Verwenden Sie möglichst wenig oder gar keine Seifen und Cremes, die die natürliche Schutzschicht der Haut stören. Und seien Sie auch sparsam mit Putzmitteln und Weichspülern, die Ihr Kind über Atmung oder durch Speichel aufnimmt. Säuglinge werden Spielsachen, Kleidung und den Fußboden anlecken: Schleimhäute in Mund und Nase können empfindlich gereizt werden.

Unzählige Hunde- oder Katzenhaare gehören sicher nicht auf die Unterlage eines Neugeborenen. Aber auch duftende Decken oder Betttücher sind nicht geeignet.

Beschwerden in der Stillzeit

Stillen und Medikamente

In der Stillzeit sollte die Medikamenteneinnahme auf das Notwendigste reduziert werden. Leiden Sie aber an einer chronischen oder akuten Erkrankung, müssen Sie nicht unbedingt auf eine medikamentöse Behandlung verzichten. Auch eine Stillpause oder das Abstillen ist nur in äußerst seltenen Fällen notwendig. Sie dürfen allerdings ausschließlich Medikamente nehmen, die für die Stillzeit erprobt sind. Ob Sie ein bestimmtes Arzneimittel einnehmen können, ist unter anderem abhängig von der Menge des Wirkstoffes, die in die Muttermilch übertritt. Die Wirkung der einzelnen Substanzen auf die Gesundheit Ihres Kindes ist ebenfalls ausschlaggebend.

Lassen Sie sich vor jeder Medikamenteneinnahme fachkundig beraten.

Benötigen Sie für einen operativen Eingriff eine Narkose oder eine örtliche Betäubung, zum Beispiel bei einer Zahnbehandlung, ist dies auch in der Stillzeit möglich. Sofern Sie sich anschließend in der Lage fühlen Ihr Baby zu stillen, dürfen Sie es anlegen.

Kompetente Auskunft zu Arzneimittelrisiken in Schwangerschaft und Stillzeit gibt die unten aufgeführte Einrichtung. Wenn Sie über die Internetseite nicht fündig werden, kennen Hebamme und Arzt weitere Informationsquellen.

Beratungsstelle für Embryotoxikologie
Spandauer Damm 130, Haus 10, 4050 Berlin
www.embryotox.de

Was hilft, wenn die Brustwarzen wund sind?

Es gibt viele Empfehlungen zur Unterstützung der Heilung wunder Brustwarzen. Doch damit ist das Problem nicht gelöst. Die Ursache der Verletzungen muss behoben werden. Es ist ja nicht so, dass eine Substanz fehlt, die für die Heilung einfach nur auf die Haut aufgetragen werden muss. Vielmehr liegt der Grund der Beschwerden fast immer in einer falschen Stilltechnik.

Werden beim Anlegen des Kindes wenige einfache Grundregeln berücksichtigt, entstehen keine wunden Brustwarzen oder bereits beeinträchtigte heilen schnell ab. Sind sie wund oder sogar gerissen, ist das Stillen Ihres Kindes mit starken Schmerzen verbunden. Ihnen hilft jetzt eine gute Stillberatung mehr als jede Medizin. Wenden Sie sich an eine Hebamme oder eine Stillberaterin, sie wird Ihnen helfen, Ihr Kind so anzulegen, dass das Stillen nicht übermäßig schmerzt und die Brustwarzen abheilen können.

Heilt eine Wunde, bildet sich Schorf. Diese harte Kruste würde sich bei jedem Stillen wieder ablösen und die Wunde erneut aufbrechen. Das Auftragen von Lanolin (Wollwachs) vermindert die Schorfbildung und beschleunigt die Heilung der Verletzung. Eine Einschränkung der Dauer der Stillmahlzeit ist bei guter Stillhaltung und -technik nicht notwendig und auch nicht empfehlenswert.

||| Lanolin

Für die Anwendung in der Stillzeit wird gereinigtes Lanolin benutzt, es muss vor dem Stillen nicht abgewaschen werden. Lanolin besteht hauptsächlich aus Wollwachs. Genauso gut geeignet ist eine naturbelassene Heilwolle.

Milchstau und Brustentzündung

Geht es Ihnen in der Stillzeit ohne Vorankündigung plötzlich schlecht, fühlen Sie sich kraftlos, frieren, haben Fieber und meinen, Sie bekommen eine Grippe, sind dies wahrscheinlich Zeichen eines Milchstaus oder einer Brustentzündung (Mastitis). Ihre Brust zeigt schnell eine Rötung, ist heiß, und häufig sind auch Verhärtungen tastbar. Nicht immer ist es möglich, klar zu unterscheiden, ob ein Milchstau oder eine Brustentzündung vorliegt. Sofortige Bettruhe, das Kühlen der Brust mit Quarkkompressen (siehe Abschnitt „Die Milch schießt ein") und häufiges Stillen zur guten Leerung der Brust sind erste Hilfsmaßnahmen. Versuchen Sie nicht, die Krankheitszeichen zu ignorieren. Eine frühe und konsequente Behandlung der Brustentzündung grenzt das Ausmaß der Erkrankung ein. Bis zur deutlichen Besserung der Beschwerden legen Sie sich mit Ihrem Baby ins Bett. Wenn Sie jetzt nur schlafen und stillen, erholen Sie sich am schnellsten.

Bei Auftreten der ersten Anzeichen für eine Brustentzündung wenden Sie sich an Ihre Hebamme. Sie wird Ihnen, entsprechend Ihrer Situation, weitere Maßnahmen empfehlen.

Sie müssen nicht befürchten, dass Sie jetzt abstillen müssen. Im Gegenteil, ein Beenden der Stillzeit zu diesem Zeitpunkt würde die Beschwerden deutlich verschlimmern.

In manchen Fällen ist eine Behandlung mit Antibiotika erforderlich. Eine antibiotische Behandlung ist mit dem Stillen vereinbar. Ihr Frauenarzt verschreibt bei Bedarf ein entsprechendes Medikament.

Die Ursache einer Brustentzündung kann ein Milchstau sein. Druck auf die Brust behindert den Milchfluss, was dann zu einer Mastitis führen kann. Es ist möglich, dass Sie sich im Schlaf auf Ihre Brust gelegt und so einzelne Milchgänge abgedrückt haben. Auch wenn der Still-BH schlecht sitzt, kann es zu Druckstellen kommen.

In vielen Fällen sind eine Überlastung der Mutter, Streit in der Familie oder andere ungelöste Probleme die Ursache einer Brustentzündung. Haben Sie das Gefühl, es wird Ihnen alles zu viel, oder fühlen Sie sich noch nicht richtig wohl in Ihrer neuen Lebenssituation, sprechen Sie mit Ihrem Partner, einer Freundin oder Ihrer Hebamme. Aufgestaute Sorgen oder Ärger stauen den Milchfluss.

Für die weitere Stillzeit versuchen Sie Ihren Tagesablauf so zu organisieren, dass Entspannungsphasen auch für Sie möglich sind.

Eventuell genügt es, den Tagesablauf anders einzuteilen. Fordern Sie ruhig Unterstützung ein oder nehmen Sie bereits bestehende Hilfsangebote an.

Brustentzündung (Mastitis): Entzündung der Milchdrüse
Milchstau: Stau der Muttermilch in einem Milchgang nach Verstopfung oder durch Abdrücken eines Milchganges

Saugverwirrung

Die Saugverwirrung beschreibt ein unkorrektes Saugverhalten Ihres Neugeborenen an der Brust. Sie führt schnell zu Verletzungen an der Brustwarze und bewirkt eine schlechte Leerung der Brust. Eine Saugverwirrung kann bei Neugeborenen auftreten, die zusätzlich zum Stillen Nahrung mit einer Flasche gefüttert bekommen, oder durch das Saugen an einem Beruhigungssauger. Die Saugbewegung an einem künstlichen Sauger entspricht nicht der Saugbewegung beim

Stillen. Viele Neugeborene können nicht zwischen den unterschiedlichen Saugmustern wechseln. Erst im Alter von etwa vier Wochen ist das Saugverhalten des Babys geprägt. Sie können dann, wenn notwendig, Nahrung mit der Flasche füttern oder dem Kind einen Beruhigungssauger geben. Ist es vorher bereits nötig, abgepumpte Muttermilch oder andere Nahrung zu füttern, können Alternativen genutzt werden. Nahrung kann vorübergehend mit einem Becher oder einem Löffel gefüttert werden. Bekommen Sie eine Anleitung zu dieser Form der Fütterung, wird es Ihnen nicht schwerfallen, Ihr Baby für kurze Zeit entsprechend zu versorgen.

Ernährung der Mutter

Muss ich in der Stillzeit für zwei essen?

Es besteht für Sie ein erhöhter Energiebedarf, wenn Sie Ihr Baby mit Muttermilch ernähren. Vertrauen Sie auf Ihr Hungergefühl, es signalisiert Ihnen, wie viel Nahrung Sie benötigen.

In der Schwangerschaft hat Ihr Körper eventuell kleine Fettreserven angelegt, von denen Sie nun zehren können, sodass es nicht immer notwendig ist, mehr zu essen. Auch bewegen sich Mütter am Anfang der Stillzeit oft weniger, dadurch sinkt ihr täglicher Energiebedarf.

Die Menge und die Zusammensetzung der Inhaltsstoffe der Muttermilch werden nur in geringem Maße von Ihrer Ernährung beeinflusst. Eine unausgewogene Ernährung oder eine Diät ist eher zum Nachteil für die Gesundheit Ihres Körpers als für die Qualität der Muttermilch.

Sind bestimmte Nahrungsmittel in der Stillzeit zu meiden?

Nein, grundsätzlich dürfen Sie essen, worauf Sie Appetit haben. Ernähren Sie sich bereits gesund und ausgewogen, brauchen Sie weder bestimmte Nahrungsmittel noch müssen Sie Ihren Speiseplan einschränken. Speisen, die Sie gern mögen und vertragen, schmecken meistens auch Ihrem Baby. Aber: Ausnahmen bestätigen die Regel!

Es gibt Stillkinder, die auf ein bestimmtes Nahrungsmittel mit Unwohlsein reagieren, andere Mutter-Kind-Paare haben wiederum nach dem Verzehr derselben Speise kein Problem. Es ist also wenig sinnvoll, allen stillenden Müttern den Verzicht der gleichen Nahrungsmittel zu empfehlen.

Haben Sie den Verdacht, dass Ihr Kind einen bestimmten Nährstoff nicht verträgt, streichen Sie diesen vorübergehend von Ihrem Speiseplan. Um sicher zu sein, dass Ihr Kind auf diesen Nährstoff reagiert, probieren Sie nach etwa einer Woche dieses Nahrungsmittel in geringer Menge erneut und beobachten Sie die Reaktion Ihres Kindes. Bestätigt sich Ihr Verdacht, müssen Sie nicht für die gesamte Stillzeit darauf verzichten. Oft reagieren Babys, wenn sie etwas älter sind, nicht mehr auf einzelne Nährstoffe in der Muttermilch.

Ist Ihr Kind häufig unruhig, ist nicht immer Ihre Ernährung der Grund. Eine individuelle Beratung durch Ihre Hebamme kann Sie bei der Suche nach der Ursache unterstützen.

Ein vielfältiger Speiseplan wird auch Ihrem Baby gefallen, da sich die unterschiedlichen Geschmacksrichtungen in der Muttermilch wiederfinden. Untersuchungen zeigen, dass die späteren Geschmacksvorlieben der Stillkinder bereits durch die Ernährung der stillenden Mutter beeinflusst werden.

Vegetarische Ernährung in der Stillzeit?

Nehmen Sie im Rahmen einer vegetarischen Ernährung tierisches Eiweiß zu sich, zum Beispiel über den Verzehr von Eiern oder Milchprodukten, müssen Sie keine speziellen Empfehlungen berücksichtigen.

Wenn Sie auf alle tierischen Produkte verzichten, kann dies bei Ihrem Kind zu einem Vitamin-B12-Mangel führen. Dieses Vitamin beeinflusst unter anderem das Wachstum, den Stoffwechsel und die Schilddrüsenfunktion. Der Vitamin-B12-Bedarf wird hauptsächlich über die Aufnahme von tierischem Eiweiß gedeckt. Zur Steigerung der Vitamin-B12-Konzentration in Ihrer Milch haben Sie die Möglichkeit, ein Vitaminpräparat einzunehmen oder Sie versorgen Ihr Baby direkt mit der Gabe eines Vitaminpräparates.

Viel trinken ergibt viel Muttermilch?

Die Menge an Flüssigkeit, die Sie in der Stillzeit zu sich nehmen, ist abhängig von Ihrem individuellen Bedarf. Trinken Sie entsprechend Ihrem Durstgefühl, dann sind Sie ausreichend mit Flüssigkeit versorgt. Während Sie Ihr Baby stillen, werden Sie vermehrt Durst verspüren, weshalb es sich anbietet, immer ein Getränk in die Nähe Ihres Stillplatzes zu stellen.

Für die Empfehlung, die Trinkmenge in der Stillzeit deutlich zu erhöhen, um die Milchproduktion zu steigern, gibt es keine Anhaltspunkte. Nur wenn Sie extrem wenig trinken oder auch bei übermäßiger Flüssigkeitsaufnahme kann sich das negativ auf die Milchmenge auswirken. Eine übermäßige Flüssigkeitsaufnahme regt den Körper zu einer verstärkten Ausscheidung an, sodass letztendlich ein Flüssigkeitsentzug entsteht.

Leiden Sie an Verdauungsproblemen in Form von Verstopfung, kann dies die Folge eines Flüssigkeitsmangels sein.

Trinken Sie gern und viel Kaffee, mehr als zwei bis drei Tassen täglich, wird eventuell Ihr Milchspendereflex gehemmt. Auch gelangt das Koffein über die Muttermilch zu Ihrem Kind. Die Reaktion der Säuglinge ist unterschiedlich. Ist Ihr Baby überreizt, hat es weit geöffnete Augen und schläft wenig, sind dies mögliche Anzeichen für einen übermäßigen Koffeingenuss. Fällt es Ihnen schwer, ihren Kaffeekonsum einzuschränken, ist entkoffeinierter Kaffee eine gute Alternative. Bedenken Sie auch, dass nicht nur Kaffee Koffein enthält: Eistee, Cola, schwarzer und grüner Tee oder auch Medikamente sind mögliche Koffeinquellen.

Alkohol in der Stillzeit

Wenn Sie Alkohol in der Stillzeit konsumieren, sollten Sie bedenken, dass dann auch Ihre Muttermilch Alkohol enthält. Die Konzentration in der Muttermilch entspricht etwa Ihrem Blutalkoholspiegel. Ähnlich wie in der Schwangerschaft stellt sich die Frage, wo die Grenze liegt.

Trinken Sie in der Stillzeit lieber keinen Alkohol, denn er geht in die Milch über.

Zum Alkoholkonsum in der Stillzeit gehen die Meinungen auseinander. Bedenken sollten Sie jedoch, dass Alkohol kaum eine positive Wirkung auf das Wohl Ihres Kindes haben wird. Deshalb empfehlen wir, in der Stillzeit auf Alkohol zu verzichten.

Zur Anregung der Milchbildung wird gern auf den Genuss von Bier verwiesen. Nicht aber der Alkoholgehalt im Bier regt die Milchbildung an, sondern ein Bestandteil der Gerste. Die gleiche Wirkung können Sie demnach mit einem alkoholfreien Bier erzielen.

Das nicht gestillte Kind

Muttermilchersatznahrung

Wenn Sie nicht oder nur teilweise stillen, füttern Sie Ihrem Baby industriell hergestellte Säuglingsnahrung. Auf dem Babynahrungsmarkt gibt es ein breites Angebot von Muttermilchersatznahrungen, zumeist in Pulverform. Diese Pulver werden in Anfangsnahrung und Folgenahrung unterteilt.

Die Säuglingsanfangsnahrungen sind für die Ernährung Ihres Kindes von der Geburt bis zum Ende des Flaschenalters, etwa um den ersten Geburtstag, geeignet. Zu dieser Anfangsnahrung gehören die volladaptierte „Pre-Nahrung" und die teiladaptierte „1-Nahrung". Entsprechende Kennzeichnungen finden Sie auf der Milchpulverpackung.

Die Pre-Nahrung ist in Ihrer Zusammensetzung der Muttermilch am besten angepasst (volladaptiert). Ebenso wie die Muttermilch enthält sie als Kohlenhydrat ausschließlich Milchzucker. Diese Nahrung ist die einzige Ersatznahrung, die nach Bedarf des Kindes gefüttert werden kann. Füttern Sie Flaschennahrung, sollten Sie Ihrem Kind vorzugsweise eine Pre-Nahrung geben. Diese Säuglingsanfangsnahrung deckt den Nährstoffbedarf Ihres Kindes im ersten Lebenshalbjahr; im zweiten Halbjahr ergänzen Sie diese Flaschennahrung mit Beikost. Die Pre-Nahrung muss nicht nach einer bestimmten Zeit durch eine andere Milchnahrung ersetzt werden.

Pre-Nahrung ist für das gesamte erste Lebensjahr geeignet.

Die „1"-Nahrung unterscheidet sich in ihrer Eiweißzusammensetzung mehr von der Muttermilch als die Pre-Nahrung. Sie ist nur zum Teil der Muttermilch angepasst (teiladaptiert). Oft enthält sie zusätzlich zum Milchzucker weitere Kohlenhydrate wie zum Beispiel Stärke, was leicht zur Überfütterung des Kindes führen kann. Die auf der

Verpackung angegebene Tagestrinkmenge sollte deshalb nicht über-schritten werden. Die Fütterung dieser Nahrung in den ersten drei Lebensmonaten ist, wegen einer starken Belastung des kindlichen Organismus, nicht sinnvoll. Ab dem vierten Lebensmonat können Sie die Ernährung Ihres Babys auf diese Nahrung umstellen. Liegt die Gewichtszunahme Ihres Kindes aber im Normbereich, ist eine Nahrungsumstellung nicht erforderlich. Hat Ihr Baby bereits in der Geburtsklinik Muttermilchersatznahrung dieser Kategorie bekom-men, ist es durchaus möglich, wieder auf Pre-Nahrung umzustellen.

Die angebotenen Folgemilchnahrungen mit der Bezeichnung 3 und 4 sind für die Ernährung ihres Babys völlig überflüssig! Der hohe Anteil an Eiweiß, Stärke und Mineralstoffen ist belastend für den Stoffwech-sel Ihres Kindes. Folgemilchnahrungen dürfen, wenn überhaupt, erst im zweiten Lebenshalbjahr gefüttert werden, dann aber genau nach den Angaben auf der Verpackung, da sie durch einen hohen Kalorien-gehalt die Entstehung von Übergewicht begünstigen.

Besteht in Ihrer Familie ein erhöhtes Allergierisiko, ist die Verwen-dung von HA-Nahrung (Hypoallergene Nahrung) empfehlenswert. Durch eine spezielle Bearbeitung wird das in dieser Nahrung ent-haltene tierische Eiweiß so verändert, dass es vom körpereigenen Immunsystem nicht erkannt wird und nur noch ein geringes aller-gieauslösendes Risiko birgt. Die Eiweißbehandlung beeinflusst den Geschmack der Nahrung, sie schmeckt bitter. HA-Nahrung hat nur im ersten Lebenshalbjahr einen Vorteil für ein allergiegefährdetes Kind, später muss keine HA-Nahrung mehr gegeben werden.

Sie finden diese Muttermilchersatznahrung unter den Bezeichnungen Pre-HA, Start-HA, HA-1-Nahrung und HA-2-Nahrung im Lebensmit-telhandel. Durch die aufwendige Verarbeitung ist sie teurer als andere Flaschennahrungen.

Weitere Spezialnahrung für Babys mit besonderen Bedürfnissen, zum Beispiel bei Vorliegen einer Stoffwechselerkrankung, darf nur nach Absprache mit dem Kinderarzt gefüttert werden.

Im zweiten Lebenshalbjahr wird mit der Einführung fester Nahrung begonnen. Weitere Informationen hierzu finden Sie im Kapitel „Beikost".

Zubereitung von Flaschennahrung

Zur Zubereitung der Flaschennahrung benutzen Sie frisches Trinkwasser aus dem Wasserhahn. Lassen Sie das Wasser einen Moment laufen, bis es kalt aus der Leitung fließt. Es sollte nicht in der Wasserleitung gestanden haben. Das Wasser soll dann auf 30 bis 40 °C erwärmt werden. Halten Sie sich beim Abmessen der Milchpulvermenge genau an die auf der Packung angegebenen Mengenangaben. Eine Veränderung der Rezeptur, etwa ein zusätzlicher Löffel Milchpulver oder auch das Verdünnen der Nahrung kann den Organismus des Babys stark belasten und sogar zu Erkrankungen führen.

Es ist nicht nötig, das Wasser abzukochen, denn die Trinkwasserqualität in Deutschland ist sehr gut. Wollen Sie das Wasser gleich für mehrere Mahlzeiten vorbereiten, dann sollte es allerdings abgekocht werden. In sauberen Milchflaschen oder einer sauberen Thermoskanne kann es dann für einige Stunden aufbewahrt werden.

Trinkwasser aus Bleileitungen ist für die Zubereitung von Säuglingsnahrung nicht geeignet. Beziehen Sie Ihr Wasser aus einem Hausbrunnen, lassen Sie prüfen, ob es für die Nahrungszubereitung verwendet werden kann. Auf der Internetseite www.test-wasser.de finden Sie Informationen zur Möglichkeit der Prüfung der Wasserqualität.

Bereiten Sie die Nahrung immer frisch zu. Zubereitete Nahrung ist ein guter Nährboden für Keime, heben Sie Nahrungsreste deshalb nicht auf und erwärmen Sie sie bitte nicht, sondern gießen Sie sie weg.

Eine Alternative zum Leitungswasser ist kohlensäurefreies Mineralwasser, das speziell für die Zubereitung von Babynahrung geeignet ist. Generell ist frisches Leitungswasser allerdings vorzuziehen.

Reinigung der Flaschen und Sauger

Nach jeder Mahlzeit reinigen Sie die Trinkflasche und den Sauger gründlich mit Spülmittel und spülen alles gut mit klarem Wasser nach. Auf das Auskochen von Flaschen und Silikon-Saugern können Sie verzichten. Gummisauger sollten in regelmäßigen Abständen ausgekocht werden. Sie werden porös, eine Ablagerung von Nahrungsresten ist dann möglich. Bewahren Sie Flaschen und Sauger sauber und trocken auf, entweder in einem Gefäß mit Deckel, wenn sie trocken sind, oder decken Sie ein sauberes Geschirrtuch oder Ähnliches über die Utensilien.

Stationen der Stillzeit

Vom Kolostrum zur reifen Frauenmilch

Etwa zwei Wochen nach der Geburt Ihres Kindes hat sich Ihre Milch verändert. Das von Ihrem Körper anfänglich gebildete Kolostrum wird durch die sogenannte reife Frauenmilch ersetzt. Entspricht das Kolostrum mit seiner geringen Menge und seinen Inhaltsstoffen den Bedürfnissen eines Babys in den ersten Lebenstagen, so passt sich Ihr Körper mit seiner Milchbildung der Entwicklung Ihres Kindes an. Jede Mutter bildet speziell für ihr Kind die passende Nahrung. So verändert sich die Zusammensetzung der Muttermilch im Verlauf einer Stillmahlzeit, von Brust zu Brust und auch von Mahlzeit zu Mahlzeit.

Reicht die Muttermilch auch weiterhin?

Hat sich Ihre Milchbildung auf den Bedarf des Babys eingestellt, ist es möglich, dass sich Ihre Brust nicht mehr so voll anfühlt wie in der Anfangszeit. Viele Mütter haben dann die Befürchtung, dass sie nicht mehr ausreichend Muttermilch bilden. Keine Angst: Liegt die Gewichtsentwicklung im Normalbereich, ist die Menge Ihrer Milch ausreichend. Der Verlauf der Gewichtszunahme ist der einzige Maßstab dafür, ob Ihr Kind genügend Muttermilch erhält.

Für Sie ist es sicherlich angenehmer, dass Sie wieder zu einem normalen Körpergefühl zurückkehren und nicht die gesamte Stillzeit das Gefühl einer prallen und schweren Brust haben.

Ausschließlich Stillen

Bis zum Alter von etwa sechs Monaten benötigt Ihr Baby keinerlei Nahrung oder Flüssigkeit zusätzlich zur Muttermilch. Verspürt Ihr Kind Durst, zum Beispiel im Sommer, wird es sich häufiger melden und gestillt werden wollen. Es trinkt dann nur kurz und lässt die Brust bald wieder los. Dadurch bekommt es nur die Vormilch, die Sie zu Beginn einer Stillmahlzeit abgeben. Die Milch ist nicht so reichhaltig und hat einen hohen Wasseranteil, Ihr Kind reguliert auf diese Weise seinen Flüssigkeitsbedarf.

Muttermilch abpumpen

Nach den ersten vier bis sechs Wochen können Sie bei Bedarf eine oder mehrere Stillmahlzeiten durch Fütterung mit der Flasche, einem

Becher oder einem Löffel ersetzen. Dazu können Sie Muttermilch vorsorglich abpumpen.

Streichen Sie die Milch mit der Hand aus der Brust oder pumpen Sie sie mit einer Milchpumpe ab. Um effektiv Milch aus der Brust zu pumpen, ist die richtige Technik Voraussetzung. Lassen Sie sich von Ihrer Hebamme zeigen, wie Sie die Milch mit der Hand ausstreichen können.

Wenn Ihnen eine Milchpumpe lieber ist: Es gibt Handmilchpumpen und elektrische Milchpumpen. Je nachdem, für welche Gelegenheit Sie sie nutzen wollen, können Sie sich für die eine oder andere Art entscheiden. Wollen Sie nur hin und wieder Muttermilch abpumpen, ist eine gute Handmilchpumpe immer ausreichend. Benötigen Sie die Pumpe zur Überbrückung eines längeren Zeitraums, ist eine elektrische Milchpumpe sinnvoll. Viele der elektrischen Pumpen bieten die Möglichkeit, mit einem Doppelpumpset an beiden Brüsten gleichzeitig zu pumpen. Wenn sie häufig Muttermilch abpumpen, sparen Sie dadurch einiges an Zeit.

Elektrische Pumpen vermieten Apotheken, Sanitätshäuser und in Einzelfällen auch Hebammenpraxen.

Liegt ein Rezept für die Notwendigkeit einer Milchpumpe und das Zubehör vor, übernimmt die Krankenkasse die Kosten. Je nach Krankenkasse kann eine Zuzahlung erforderlich werden.

Unterschiedliche Gründe führen zu der Entscheidung, Muttermilch abzupumpen. Wenn das Stillen durch eine Trennung von Ihrem Kind nicht möglich ist, weil Sie vielleicht wieder berufstätig sind oder auch nur mal wieder ein entspanntes Essen im Restaurant mit Ihrem Partner genießen wollen, hilft Ihnen das Abpumpen der Milch, einzelne Stillmahlzeiten zu überbrücken. So können Sie sich entsprechende Freiräume schaffen.

Wann, wie oft und wie lange Sie pumpen, ob Sie die Milch mit der Hand ausstreichen oder eine Milchpumpe nutzen, kommt immer auf Ihre persönliche Situation und die Bedürfnisse Ihres Kindes an. Je nachdem, ob Sie nur eine Stillmahlzeit oder mehrere ersetzen wollen oder die Milchbildung durch zusätzliches Pumpen angeregt werden soll, wird ein entsprechendes Pumpschema eingesetzt. Eine Beratung durch eine Hebamme, auf Ihren persönlichen Bedarf zugeschnitten, unterstützt Sie bei der Erstellung einer Pumpanleitung.

Wie kann Muttermilch gelagert werden?

Für ein gesundes, reifes Kind gibt es andere Richtlinien zur Lagerung von Muttermilch als für ein krankes oder zu früh geborenes Baby. Die folgenden Angaben beziehen sich ausschließlich auf gesunde, reife Kinder. Ist Ihr Baby in einer besonderen Situation, bekommen Sie immer Informationen zum Abpumpen und Aufbewahren von Muttermilch von Ihrem Kinderarzt sowie über Ihre Hebamme.

Zur Lagerung der Muttermilch benutzen Sie ein sauberes Gefäß, ein Auskochen ist nicht notwendig. Achten Sie beim Abpumpen sowie bei eventuellem Umfüllen der Muttermilch immer auf Sauberkeit, um einen Kontakt mit Keimen zu vermeiden. Beabsichtigen Sie, Milch aus zwei Pumpsitzungen zusammenzugießen, wird die wärmere Milch erst auf die tiefere Temperatur heruntergekühlt, dann ist die Aufbewahrung in nur einem Gefäß möglich. Milchflaschen sind nicht nur mit einem Sauger, sondern mit einem Deckel gut zu verschließen.

Um die Übersicht zu behalten, beschriften Sie jedes Gefäß mit Datum und Uhrzeit, zu der die Milch abgepumpt wurde.

Verbrauchen Sie immer zuerst die älteste Milch. Haben Sie Milch zusammengegossen, zählt der Zeitpunkt, zu dem die erste Milchmenge gepumpt wurde.

Abgepumpte Muttermilch kann im Kühlschrank bei 4 °C bis zu 72 Stunden aufbewahrt werden. Soll die Milch länger gelagert werden, können Sie sie auch einfrieren. In einem Tiefkühlgerät bei konstant minus 20 °C ist sie mindestens sechs Monate haltbar. Frieren Sie die Milch in einem Kühlfach des Kühlschrankes ein, müssen Sie sie innerhalb von zwei Wochen verbrauchen.

Muttermilch lässt sich einfach aufbewahren, wenn Sie ein paar Regeln beachten.

Um die Zellen der Muttermilch zu erhalten, ist ein langsames Erwärmen der Milch ratsam. Gekühlte Milch kann im Wasserbad erwärmt werden. Gefrorene Milch taut am schonendsten im Kühlschrank auf. Ist ein schnelleres Auftauen erforderlich, ist dies ebenfalls im Wasserbad möglich.

Milch sollte in der Mikrowelle nur dann erwärmt werden, wenn die Temperatur der Milch durch anschließendes Schütteln gleichmäßig verteilt wird. Nahrung aus der Mikrowelle hat schon zu schweren Verbrennungen bei Kindern geführt.

||| Aufbewahrung von Muttermilch

Temperatur max. +4 °C: Aufbewahrungszeit 72 Stunden
Temperatur mind. −20 °C: Aufbewahrungszeit sechs Monate
Kühlfach im Kühlschrank: Aufbewahrungszeit max. zwei Wochen

Beikost

In den ersten sechs Lebensmonaten benötigt Ihr Baby zusätzlich zur Muttermilch beziehungsweise Säuglingsnahrung keine weitere Nahrung. Im zweiten Lebenshalbjahr ist zur Deckung des Bedarfs die Einführung zusätzlicher Kost, der sogenannten Beikost notwendig.

Ihr Kind sollte eine gewisse Reife erreicht haben, wenn Sie Beikost einführen wollen. Bei jüngeren Babys ist noch der Zungenstreckreflex zu beobachten, der sie veranlasst, feste Nahrung wieder aus dem Mund herauszuschieben, anstatt sie zu schlucken. Auch sollte Ihr Kind aufrecht sitzen und Nahrung selbstständig in den Mund schieben können. Lassen Sie sich bei der Entscheidung, ab wann Sie Beikost füttern, von Ihrem Kind leiten. Ist es bereit feste Nahrung aufzunehmen, zeigt es deutliches Interesse am Essen. Kinder im gleichen Alter haben nicht immer den gleichen Entwicklungsstand, sodass der Tag der Beikosteinführung nicht auf einen bestimmten Zeitpunkt festgelegt werden kann, sondern individuell entschieden werden muss.

Im Alter von sechs Monaten sind die meisten Kinder bereit, die erste feste Nahrung aufzunehmen. Haben Sie das Gefühl, für Ihr Kind ist dieser Zeitpunkt für die Einführung der neuen Nahrung noch zu früh, können Sie durchaus noch abwarten. Schon nach einer Woche oder zehn Tagen kann ein weiterer Entwicklungsschritt dazu führen, dass Ihr Kind die erste feste Kost problemlos akzeptiert. Wie schnell Sie die Beikostmenge pro Mahlzeit steigern, hängt ebenfalls von Ihrem Kind ab. Manche Kinder brauchen noch ein oder zwei Monate, bis sie größere Mengen fester Nahrung essen wollen oder können. Stillen Sie Ihr Kind parallel zur festen Kost, ist es mit allen benötigten Nährstoffen versorgt und Sie können sich auf sein Tempo einlassen. Stillen Sie Ihr Kind nicht, bieten Sie ihm im Anschluss an die Breimahlzeit Flaschennahrung an.

Gewöhnen Sie Ihr Baby langsam an die neuen Lebensmittel. Füttern Sie nicht mehrere neue Nahrungsmittel zugleich, sondern immer nur ein einzelnes neues. So wissen Sie, falls Ihr Kind auf ein Nahrungsmittel reagiert, welches es ist. Mögliche Reaktionen sind unter anderem Verdauungsprobleme wie Verstopfung und Durchfall oder Hautausschläge.

Vertrauen Sie Ihrem Kind bei der Einführung von Beikost!

Solange Sie nach jeder Mahlzeit stillen, müssen Sie keine zusätzliche Flüssigkeit anbieten. Stillen Sie nicht, sollte Ihr Kind zusätzlich zur festen Kost 400 bis 600 ml pro Tag trinken. Als Getränk eignet sich sauberes Leitungswasser. Das Wasser muss nicht abgekocht werden, lassen Sie es aus der Leitung laufen, bis abgestandenes Wasser abgelaufen ist und es kalt fließt. Wasser aus Bleileitungen ist nicht geeignet. Ihr Kind kann jetzt bereits lernen, das Getränk aus einem Becher zu trinken. Haben Sie bisher gestillt, ist auch jetzt die Anschaffung von Trinkflaschen nicht nötig.

Beikost: selbst zubereiten oder fertig kaufen?

Beide Formen der Kost haben Vor- und Nachteile, Ihre persönliche Einstellung zum Kochen wird in diese Entscheidung mit einfließen. Industriell hergestellte Babynahrung muss bestimmte gesetzliche Anforderungen erfüllen und versorgt Ihr Baby mit allen Nährstoffen, die es benötigt. Die Zubereitung erfordert wenig Zeit. Achten Sie beim Kauf von Fertigprodukten immer auf die Inhaltsstoffe. Bestandteile wie Salz, Zucker und Aromen sind für die Ernährung überflüssig. Stellen Sie die Beikost selbst her, können Sie genau bestimmen, welche Zutaten Sie verwenden. Probieren Sie es einmal aus: Sie werden sehen, wie unkompliziert die Herstellung ist.

Ernährungsberatung ist aber auch ein Thema in der Hebammenbetreuung, lassen Sie sich zum Thema Beikosteinführung beraten.

Aktuelle Informationen zur Kinderernährung und Rezepte für die Zubereitung von Beikost finden Sie auf der Internetseite des Forschungsinstituts für Kinderernährung Dortmund unter www.fke-do.de.

Veränderungen – das Leben mit Baby

Erst nach der Geburt wird sich zeigen, ob die Vorstellungen, die Sie sich vor der Geburt über das Zusammenleben als Familie mit einem oder einem weiteren Kind gemacht haben, auch eintreffen. Besonders beim ersten Kind bleibt zunächst nichts, wie es war.

Viele Mütter setzen sich oft selbst unter Druck, wenn sie versuchen, sowohl ihre alte Rolle als auch die neue gut auszufüllen. Sehen Sie die Beschwerlichkeit der letzten Schwangerschaftswochen als Übergang: Sie werden nach der Geburt nicht mehr im Haushalt übernehmen können, sondern weniger.

Ganz von allein kehrt aber Routine ein. Denken Sie nicht gleich am Anfang daran, wie es in vier oder sechs Wochen oder auch in ein paar Monaten sein wird. Schritt für Schritt bringt jeder Tag eine Veränderung.

Die Rolle des Vaters

Heutige Väter sind besser auf die Zeit mit Kind vorbereitet als früher. Viel mehr Väter halten einen intensiven Kontakt zu ihrem Kind für ganz selbstverständlich, sind bereit zu wickeln und zu trösten und nehmen Elternzeit wahr, wenn es finanziell vertretbar ist.

Hormonell sind zunächst noch die Mütter ganz eng mit ihrem Kind verbunden. Viel ruhiger schlafen sie, wenn ihr Baby dicht bei ihnen liegt, und sie können es auch nur schwer aus der Hand geben. Seien Sie nachsichtig: Die Einheit von Mutter und Kind wird sich erst langsam lösen und dient dem natürlichen Schutz des Kindes.

Bestärken Sie Ihre Partnerin in dieser Zeit, Ihr Kind zu bemuttern. In den ersten Wochen können Sie Ihr Kind gar nicht verwöhnen. Es braucht Nähe und die Zuversicht, dass seine Signale erkannt und beantwortet werden. Sie werden dann gemeinsam viel sicherer im Umgang mit Ihrem Kind und lernen, es zu verstehen.

Ihre Partnerin braucht auch Zeit für sich. Nachwehen, Wochenfluss, Milcheinschuss und Hormonumschwung: Begleiterscheinungen, die nicht ohne sind. Auch Ihre Partnerin braucht Bemutterung und will gleichzeitig von Ihnen auch als Frau wahrgenommen werden.

Nach etwa zwei bis vier Wochen ist dann schon vieles routiniert, und ein neuer Alltag stellt sich ein. Ihre Rolle als Vater können Sie nun selbst mitgestalten.

Babyblues

Nach der großen Freude über die Geburt machen sich bei vielen Frauen etwa am dritten bis fünften Tag Sorgen über die Zukunft breit. Heul- und Panikattacken können fast aus dem Nichts heraus auftauchen.

Stimmungsschwankungen kündigen den Babyblues oder auch die „Heultage" an. Wenn dann an diesem Tag noch die Entlassung aus einer Klinik erfolgt und die Milch einschießt, fühlen sich viele Frauen überfordert. Es könnte sein, dass Ihre Partnerin dann erschöpft, ängstlich und leicht reizbar ist. Da ist es wichtig, dass jemand für sie da ist, der die wichtigsten Dinge erledigt, ihr zuhört und sie tröstet.

Müdigkeit und Erschöpfung – Depression?

Fehlender nächtlicher Schlaf oder die Sorge um ein vielleicht krankes Kind machen müde und führen zu Erschöpfung. Ängste vor der Zukunft oder Schicksalsschläge, die zusätzlich auf Sie einströmen: Es gibt viele Ereignisse, die einen Schutzraum für ungestörtes Bonding nicht zulassen.

Bald fängt auch Ihr Kind an zu weinen, weil es Sie als Mutter nicht mehr versteht. Schuldgefühle und Verzweiflung machen sich breit, aber es gelingt Ihnen nur schwer, Ihr Kind zu trösten. Dann kann vielleicht ein Arzttermin nicht eingehalten werden und für den Verwandtenbesuch am Nachmittag ist noch nicht alles vorbereitet.

Ein solches Szenario ist ganz realistisch, solche Situationen treffen wir häufiger an. Wichtig ist: Denken Sie auch mal an sich:

- Schaffen Sie sich im Vorfeld eine Möglichkeit, sich zurückzuziehen.
- Planen Sie Arzttermine und Besuche nur in Zeiträumen und nicht mit einer eindeutigen Uhrzeit. Bereiten Sie Besucher schon bei der Verabredung darauf vor, dass Sie den Besuch gegebenenfalls kurzfristig absagen.
- Sprechen Sie mit Ihrem Kind und Ihrem Partner.
- Übergeben Sie das schreiende Kind an Ihren Partner oder legen Sie es ein paar Minuten in sein Bett, damit Sie einmal zwischendurch Luft holen können.
- Besprechen Sie mit Ihrer Hebamme die Situation.

Oft erst später, in vermeintlich ruhigeren Zeiten, gehen manche Erschöpfungszustände in eine Depression über. Frauen, die selbst zu Depression neigen oder die genetisch vorbelastet sind, also deren Mütter und Großmütter depressiv waren, sind vermehrt betroffen.

Die Krankheit kann irgendwann im ersten Jahr nach der Geburt auftreten. Ein fortwährendes ungewöhnliches Stimmungstief, Ablehnung oder auch überspitzte Fürsorglichkeit Ihrem Kind gegenüber, Schlaflosigkeit und Rückzug aus dem sozialen Leben können Hinweise sein auf diese Wochenbettdepression, die fachsprachlich als postpartal oder postnatal (nach der Entbindung) bezeichnet wird.

Eine Wochenbettdepression ist eine Krankheit und immer heilbar. Bitte wenden Sie sich frühzeitig an einen Arzt. Ihre Hebamme kann Ihnen bei der Wahl behilflich sein.

Auf www.postnatale-depression.ch finden Sie einen Fragebogen, der die Stimmung der letzten sieben Tage abfragt. Diesen können Sie im Zeitverlauf öfter für sich ausfüllen, wenn Sie sich nicht bereits sicher sind, Hilfe in Anspruch nehmen zu wollen.

Hilfe annehmen

Hilfe anzunehmen fällt vielen Frauen schwer. Aber Sachen liegen zu lassen, die Wäsche nicht gleich zu bügeln, den Abwasch noch stehen zu haben und die Hundehaare in den Zimmerecken zu ignorieren ist für viele auch schwer zu ertragen. Nutzen Sie die ersten Wochen nach der Geburt für das Bonding mit Ihrem Kind. Lassen Sie andere den Haushalt machen oder ertragen Sie eine gewisse Unordnung. Sie werden lernen, Abstriche zu machen oder Dinge anders zu organisieren.

Verwandte und Bekannte sind in der Wochenbettzeit sicher gern einmal bereit, für Sie zu kochen oder Ihnen im Haushalt zu helfen, nehmen Ihr größeres Kind mit zum Kindergarten oder holen es zum Spielen ab. Nehmen Sie jede kleine Hilfe an, die Ihnen Zeit für sich und Ihr Baby schenkt.

Nehmen Sie Hilfe an und bitten Sie um Hilfe. Sie müssen keinesfalls alles alleine machen.

Sie können auch eine Haushaltshilfe bei Ihrer Krankenkasse beantragen. Ihr Frauenarzt stellt Ihnen ein entsprechendes Rezept aus, das Sie für den Antrag benötigen. Abzüglich einer täglichen Zuzahlung in Höhe von etwa fünf bis zehn Euro werden die Kosten für die Haushaltshilfe von der Krankenkasse übernommen.

Abschlussuntersuchung beim Frauenarzt

Am Ende der Wochenbettzeit gehen Sie zu einer abschließenden Untersuchung zu Ihrem Frauenarzt. Er begutachtet die Rückbildungsvorgänge wie z. B. die Größe und Lage der Gebärmutter. Veränderungen, die durch Schwangerschaft und Geburt entstanden sind, gehen zurück in einen nicht schwangeren, aber nun mütterlichen Zustand. Auch der Blutdruck sowie der Hämoglobinwert, der die Zahl der roten Blutkörperchen bestimmt, die den Sauerstoff im Blut binden, werden kontrolliert.

Vier bis sechs Wochen nach der Geburt kommt es bei Frauen, die nicht stillen, zum ersten Eisprung. Sie können wieder schwanger werden. Die weitere Familienplanung können Sie ebenfalls bei dieser Abschlussuntersuchung mit Ihrem Frauenarzt besprechen.

Empfängnisverhütung in der Stillzeit

Bei stillenden Frauen setzt der Eisprung und somit die erste Regelblutung, bedingt durch ihre hormonelle Situation in der Stillzeit, deutlich später ein. Hier stellt sich oft die Frage, ob das Stillen eine sichere Verhütungsmethode darstellt.

Wie hoch die Sicherheit der Schwangerschaftsverhütung durch das Stillen ist, hängt von Häufigkeit und Dauer der Stillepisoden ab. Eine hohe Sicherheit der empfängnisverhütenden Wirkung ist nur gewährleistet, wenn Sie ausschließlich Stillen und es mindestens sechs Stillepisoden und eine Stilldauer von wenigstens 120 Minuten in 24 Stunden gibt. Längere Stillpausen, zum Beispiel nachts, erhöhen die Möglichkeit einer neuen Schwangerschaft deutlich. Längere Stillpausen, zum Beispiel nachts, erhöhen die Möglichkeit einer neuen Schwangerschaft deutlich. Ist Ihnen diese Verhütungsmethode zu unsicher, sollten Sie zusätzlich eine andere Methode der Empfängnisverhütung wählen. Diese Form der Schwangerschaftsverhütung wird als Laktationsamenorrhö-Methode (LAM) bezeichnet.

Die Einnahme einer Antibabypille ist auch in der Stillzeit möglich. Haben Sie bereits vor der Schwangerschaft eine Pille genommen, wird jetzt wahrscheinlich ein anderes Präparat erforderlich sein. Sprechen Sie Ihren Frauenarzt bei der Abschlussuntersuchung an.

Angebote und Kurse für die Familie

Nach der Wochenbettzeit suchen viele Eltern nach Kontakten für sich und ihr Kind. Empfehlenswert ist die Teilnahme an einem Rückbildungskurs. Oft treffen sich dort die Mütter aus dem Kurs zur Geburtsvorbereitung wieder.

An Hebammenpraxen und Kliniken sind häufig sogenannte Stillcafés angeschlossen, und in immer mehr Städten und Gemeinden bieten Sozialarbeiter des Jugendamts oder gemeinnützige Institutionen in Zusammenarbeit mit Hebammen regelmäßige Treffen an.

Ihre Hebamme wird Ihnen sagen können, welche Möglichkeiten Sie in Ihrer Umgebung wahrnehmen können, und bietet vielleicht auch selber das eine oder andere an. Auch im Internet finden Sie viele Informationen zu regionalen Kursangeboten. Außer bei der Rückbildungsgymnastik, für die Ihre Krankenkasse zehn Zeitstunden bezahlt (vorausgesetzt, Sie haben teilgenommen), und den meist kostenlosen Treffen einer Institution, müssen Sie für Kurse mit einem Beitrag von fünf bis zehn Euro pro Stunde rechnen.

Babyschwimmen, Babymassage, Erste-Hilfe-Kurse und Kurse zur Beikosteinführung oder zur musikalischen Früherziehung sind neben DELFI (Denken, Entwickeln, Lieben, Fühlen, Individuell) und PEKiP

(Prager Eltern-Kind-Programm) sicher die bekanntesten Kursangebote, die auch in Ihrer Nähe zu finden sein werden.

Rückbildungsgymnastik

Mit einem Kurs der Rückbildungsgymnastik sollten Sie frühestens nach sechs bis acht Wochen nach der Geburt beginnen. Dabei soll der Beckenboden gestärkt werden und Sie werden darauf vorbereitet, wieder sportlich aktiv zu werden. In der Schwangerschaft und bei der Geburt wurde der Beckenboden stark gedehnt. Eventuell kommt es bei Ihnen beim Lachen oder Husten zum Abgang von wenigen Tropfen Urin. Diese Inkontinenz ist stark abhängig von der Spannung der Beckenbodenmuskulatur. Wird diese Muskelgruppe nach der Geburt nicht trainiert, kann es zu weiterer Inkontinenz, Blasen- oder Gebärmuttersenkung oder einem Scheidenvorfall kommen.

Alle Übungen der Rückbildungsgymnastik beziehen gezielt eine Muskelanspannung im Beckenboden mit ein. Es empfiehlt sich erst dann mit weiterem Sport zu beginnen, wenn der Beckenboden seine natürliche Spannung wieder zurückhat.

Stillgruppen

Zur Förderung einer langen und effektiven Stillbeziehung bieten viele Kliniken und Hebammenpraxen eine Stillberatung an. Oftmals werden dafür regelmäßige Treffen angeboten, an denen Sie nach Bedarf teilnehmen können. Hebammen oder Stillberaterinnen stehen dort für Fragen zu Stillschwierigkeiten oder Ernährungsproblemen Ihres Kindes zur Verfügung. Auch Frauen, die nicht stillen, und Väter mit ihren Säuglingen sind dort zu finden, um sich bezüglich der Ernährung des Säuglings beraten zu lassen. Denn ein Austausch über das Kind mit fachlicher Unterstützung findet sonst eher nicht statt.

Nutzen Sie diese Angebote! Individuell können Sie auch mit Ihrer Hebamme über die ersten acht Wochen hinaus weitere vier Hausbesuche vereinbaren, wenn Sie Stillschwierigkeiten oder Fragen zur Ernährung Ihres Kindes haben.

Frühe Hilfen

Immer mehr Treffen werden auch angeboten in Zusammenarbeit mit Fachkräften aus dem sozialen und gesundheitlichen Bereich, sodass Sie dort Fragen zu vielschichtigen Problemen bei der Versorgung Ihres Kindes, bei der die Abstimmung unterschiedlicher Hilfen sinnvoll ist, direkt ansprechen können. Viele Jugendliche und junge Mütter mit ihren Kindern nutzen diese Treffen, aber auch Frauen und Paare mit finanziellen oder innerfamiliären Problemen.

Regelmäßige Angebote zu einem gemeinsamen Frühstück, Spielnachmittage oder Babytreffs bieten sowohl Kontakt zu anderen Frauen und Paaren mit ähnlichen Problemen als auch die Möglichkeit einer individuellen Beratung zu generellen und akuten Schwierigkeiten.

Unterstützung und Information, Hilfen beim Ausfüllen von Anträgen, weitere Begleitung durch eine Familienhebamme, Begleitung zu für Sie schwierigen Arzt- und Amtsterminen bis hin zur Unterstützung bei der Suche nach Tagesmüttern und Krippenplätzen sind im Einzelfall möglich.

Fragen Sie Ihre Hebamme nach Möglichkeiten in Ihrer Umgebung. Innerhalb der ersten acht Wochen nach der Geburt wird sie Sie gegebenenfalls zu einem Kontakt der Frühen Hilfen ermutigen.

So kann auch sie sich sicher sein, dass Sie wissen, wo Sie sich im Bedarfsfall weitere Unterstützung holen können.

Links und Adressen

Arzneimittelrisiken in Schwangerschaft und Stillzeit
Beratungsstelle für Embryotoxikologie
Spandauer Damm 130, Haus 10, 14050 Berlin, Tel. 030 30686-734
www.embryotox.de

Postnatale Depression
Fragebogen des **Vereins Postnatale Depression Schweiz**:
www.postnatale-depression.ch

Rauchfrei in der Schwangerschaft
Infobroschüre „Ich bekomme ein Baby – rauchfrei in der Schwangerschaft" zum Download:
BZgA (Bundeszentrale für gesundheitliche Aufklärung)
www.bzga.de/infomaterialien/foerderung-des-nichtrauchens/
rauchfrei-in-der-schwangerschaft-ich-bekomme-ein-baby

Schwangerschaft und HIV
Broschüre des **Gemeinsamen Bundesausschusses** zu HIV-Tests in der
Schwangerschaft:
www.g-ba.de/downloads/83-691-25/2007-09-13-Merkblatt-HIV.pdf

Elternzeit
Broschüre „Elterngeld und Elternzeit" des **Bundesministeriums
für Familie, Senioren, Frauen und Jugend**:
www.bmfsfj.de/BMFSFJ/Service/Publikationen/
publikationsliste,did=89272.html

Mutterschutzgesetz

Detaillierte Informationen über das **Bundesjustizministerium**:
www.gesetze-im-internet.de in der Rubrik „Gesetze/Verordnungen"
unter dem Stichwort „MuSchG"
Broschüre des **Bundesministeriums für Familie, Senioren, Frauen
und Jugend:**
www.bmfsfj.de/BMFSFJ/Service/Publikationen/
publikationsliste,did=3156.html

Finanzielle Unterstützung

Broschüre der **Bundesstiftung Mutter und Kind**
http://www.bmfsfj.de/BMFSFJ/Service/Publikationen/
publikationsliste,did=19246.html

Kinderzuschlag

Antrag unter www.familienkasse.de
Rechner: www.bmfsfj.de/kinderzuschlagrechner
Merkblatt Kinderzuschlag: www.ba-bestellservice.de/bestellservice/
themen/buergerinnen-buerger/finanzielle-hilfen/
merkblatt-kinderzuschlag-ausgabe-januar-2010-100108/

Geburt

„Zu Hause und im Geburtshaus" der **Gesellschaft für Qualität
in der außerklinischen Geburtshilfe e.V.:**
www.quag.de/content/publikationen1.htm

Ausstattung – Kinderschlafsäcke

**Gemeinsame Elterninitiative Plötzlicher Säuglingstod (GEPS)
Deutschland e.V.**
www.sids.de/cms/dokumente/DerSichereBabySchlafsack_
Broschuere.pdf

Ausstattung – Kindersitze
Informationen zur sicheren Beförderung von Kindern im PKW:
www.sicher-im-auto.com

Ernährung
Lebensmitteltabelle für Schwangere des AID Infodienst Ernährung, Landwirtschaft, Verbraucherschutz e.V.:
www.waswiressen.de/download/
wwe_schwangere_lebensmittel.pdf

Ernährung – Beikost und Kinderernährung
Rezepte des **Forschungsinstituts für Kinderernährung Dortmund**:
www.fke-do.de/content.php?seite=seiten/
inhalt.php&details=117

Ernährung – Trinkwasser
Informationen zur Prüfung der Wasserqualität:
www.test-wasser.de

Register